AQUARIUS

AQUARIUS

AQUARIUS

AQUARIUS

後青春 Restart

後青春，更超越青春。
從心理、健康、照護，到尊嚴的告別，
我們重新啟動一個美好的人生後半場。

天堂×計劃

陪父親走向安樂死的一段路

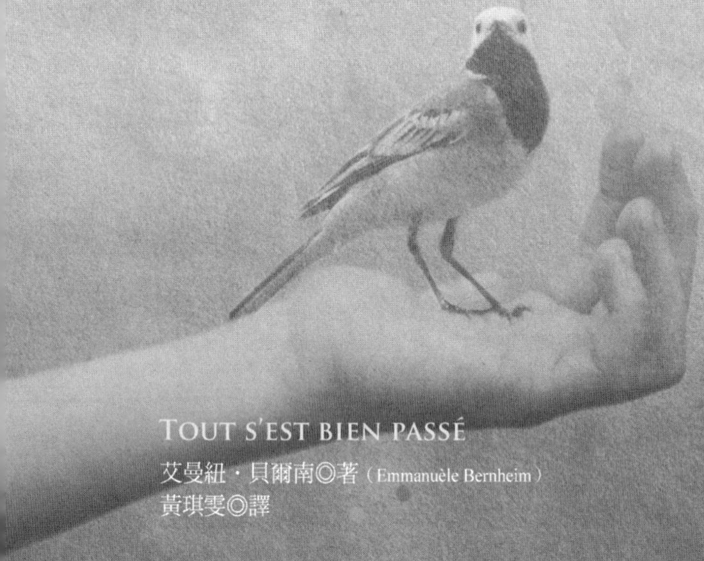

TOUT S'EST BIEN PASSÉ

艾曼紐・貝爾南◎著（Emmanuèle Bernheim）
黃琪雯◎譯

【推薦序】

困境中的抉擇

馬偕紀念醫院總院院長／楊育正

我今年剛接到醫師公會頒給我服務四十週年紀念獎。作為婦產科醫師，尤其是我從年輕的產科接生，到中年以後專注在婦女癌症醫療，我有更近接觸生命起落的機會。

穿越他人的新生與寂滅，我也走過自己罹患重病瀕臨終點而後的重生，我更確認在獻身醫療最初的發心之處，落實醫者最初的熱情和任務，是我自己最初也是最終的渴望。二〇〇七年我在《聯合報》副刊發表了一篇題為〈我的十字架：一位醫師談臨終、悲傷與生死〉的文章，我開始深思生命終點的嚴肅議題。次年三月，一位法國婦女施碧兒（Chantal Sebire）罹患「嗅神經母細胞瘤」受盡病痛折磨，她上書法國總統尋求安樂死不可得，最終以自殺收場。我也聽過這樣哀哀求告的聲音。我照顧了六、七年的永貞，在卵巢癌復發的疾病末期，腸子阻塞，腹脹如鼓，呼吸也因此窘迫不堪。在她除了痛苦別無指望的時候，她一再哀求我協助她「縮短死亡的過程」，然而我卻無能為力，因為於法不容！她的希望我無法完成，她的痛苦直到今天仍是我的哀傷。

我們當然應該尊重生命，這不僅是為人的基本信條，更是身為醫師的我入此白袍之門的誓言：「我將盡一切可能維護人的生命！」然而當生命已不再美好，如果一切的努力只是延續「痛苦的過程」，甚至只是延長「死亡的過程」，我們到底可以做何等選擇？

Pro-life尊重生命？還是Pro-choice尊重選擇？

多年前有一部日本深澤七郎小說改編的電影《楢山節考》，劇中窮困的鄉民垂老時，就由兒子背到深山等死，以使不足的糧食可以給家裡小孩吃。為了讓孫子多一口飯吃，劇中阿玲婆婆忍痛拿起石頭敲掉自己牙齒，讓自己更顯出衰老，好能「早日離去」。選擇死亡也可以是為了把愛留給生者。

《天堂計劃——陪父親走向安樂死的一段路》是由今年五十九歲的法國當代著名劇作家艾曼紐．貝爾南依據親身經歷寫就，在法國引起熱烈迴響。

貝爾南的父親八十八歲，是同性戀者，曾經做過心臟血管繞道手術、脾臟切除、肺栓塞，也曾被打破頭棄置街頭，垂死又被救起。此次的故事則起源於他又罹患缺血性中風及嚴重頸內動脈瘤。就貝爾南的父親一向樂觀而自我意識強烈的個性，他顯然面對身心強烈不得安適的窘境，卻不是到達一般所謂疾病無法控制或生活痛苦不堪的境地。

書中一再顯現貝爾南的父親在他自覺生活不堪、沒有尊嚴，因而追求「結束」的堅持。我們也看到我常在自己臨床服務中提醒的，那生病的當事者常常使用他「不幸者的權利」，對周圍最親近的人多方的需求。貝爾南的父親就是如此把許多困境拋給他女兒。而他的女兒也正應了生病者的家屬其實也是一起受苦的人。

我們在這本書中一再看到生病者追求終點「結束」的路上，一味忽視家人因此的困境，而貝爾南姊妹倆就在一路的心境衝突中，陪著她們並不「完美」、卻是她們所深愛著的父親，走完這條尋求「安樂」的路。

如果我們也面臨貝爾南姊妹的窘境，我們要如何抉擇？

生命如果只剩下不堪承受的痛苦，我們要如何維護我們最後的尊嚴？如果我們不要使用那已經被定型化的文字「安樂死」，而使用「善終」，或更卑微的，我們只要求「最後的尊嚴」，你會同意哪些做法？

如果可以做選擇，當你我自己面對時，你會同意接受安寧緩和醫療、不實施心肺復甦術？或者你也同意可以撤除氧氣供應、營養供應及其他維生醫療作為？還是你也願如貝爾南的父親般擁有「結束」的選擇？這是我們在闔上這本書《天堂計劃——陪父親走向安樂死的一段路》後，仍然不能停止的困惑和思緒。

然而，「今天」仍是我們確定擁有的時光，在「結束」以前，我願再次提醒大家Carpe Diem，把握當下。

「等我！」
我收起手機，快速換好衣服，一把抓起了手提袋。
按了電梯，可是電梯並非停在鄰近樓層。一定是停在一樓吧。只聽見電梯的金屬門懶洋洋地發出了嘰嘎聲。
我決定走下樓。
下了一層樓，接著又一層。我赫然停下腳步。不對。地毯上的圖樣，完全看不清楚。我分不清階梯的位置，眼中只見一長條紅色的帶子。這樣我會摔下樓的。我倚著樓梯扶手，四周一片模糊。
我忘了戴隱形眼鏡了。
於是我又上樓去。
先戴上右邊的隱形眼鏡。我的手指抖個不停。再來是左邊。我眨眨眼。好了，看得清楚了。
電梯正停在我住的樓層。我猛按著「一樓」的按鈕。哎，快一點。

我闖過紅燈，穿越馬路，跑上了林蔭道。

計程車招呼站前已經有一條排隊的人龍了。

所以，儘管要換一次線，搭地鐵還是比較快。

「叮」一聲地刷過巴黎悠遊卡，再通過旋轉柵門與小門。我走下了樓梯。

電子看板標示出還有四分鐘的等待時間。

是四分鐘。

這下，我確定自己會太晚到了。

得爭取時間才行。

不曉得轉車的通道，是在列車頭還是列車尾？

我在月台上前進，接著停下腳步，走回頭。不管怎麼樣就是想不起來，可是這條路線我明明熟得很。

是前面，還是後面呢？

我感覺頭暈，決定坐下來。

別慌。好好地深呼吸。

深深地吸一口氣；現在，吐氣。盡可能吐得愈長愈好。

再一次。

感覺好多了。

我檢查了一下手機。電池是滿的，訊號有三格，所以確定電話打得進來。

那為什麼芭斯卡兒還不打來？

終於，我想起來了：轉車通道靠近列車頭。

我站起來。

我站在月台邊上，差不多是第一節車廂的位置。

堅硬且呈圓形突起的導盲磚在鞋底下的感覺，清楚得就像赤腳直接踩上一樣。

要是我妹妹沒有打給我，那大概是因為沒什麼需要擔心的地方。

我們的爸爸只不過是突然感到疲勞，血壓過度下降，如此而已。

看板上的數字，從「01」換成了閃爍的「00」。列車進站了。

我坐在一名體型龐大的男人身旁。

警告音響起。列車門關上。

身旁的那個人隨即展開一大張巴黎地圖。他以英語問我，能否為他指出目前的所在位置。

這張冰冷、發亮、厚實的紙，攤放在我的膝蓋上。

我以手指指出我們搭乘的這條線。

這條長長的橘色通心麵，以一座小小的公墓為起點，而以一座大型公墓為終點，從下到上，貫穿了整張地圖。標示公墓的迷你十字架，看起來就像是雞爪。

Thank you。謝謝。

列車開始加速。

我閉上眼。

早知道就該選擇坐在與車行方向相同的座位。

列車顛簸，我整個人跟著搖搖晃晃。

我感覺到胃部有什麼東西正扭絞著。

現在的我，是七歲或八歲吧，正坐在爸爸的汽車後座。他要我幫他指路，真令我感到驕傲，於是生平第一次，我試著解讀一張地圖。

我的個頭小，體重也輕，雪鐵龍ＤＳ的整排橫座又那麼地柔軟有彈性，所以儘管我緊緊抓著車門把手，整個人還是上下跳動得跟跳彈簧墊沒兩樣。黃色、紅色、白色，所有的路線全都混在一起了。「喂，是左邊還是右邊？」我哪知道。爸爸開始不耐煩，衝動地開著車。我好想吐。得要他快點停車才行。他突然緊急煞車，轉過身來，一把搶走我手中地圖。

當我在路邊嘔吐時，他在一旁哼著歌。

一陣輕輕的搔癢感，讓我睜開了眼睛。

原來是地圖的紙緣，也就是巴黎西部，正摩擦著我的大腿。

我看著那片布隆涅森林，忽然有種感覺，彷彿這一大塊泛著光澤的綠色斑點，以及上頭個個如同眼眸一般藍的湖泊，正活生生地與我以同一種韻律呼吸。
我站起身，說了聲不好意思，跨過了巴黎。
嘴裡大量湧出了唾液。我以手心摀住了嘴。
非得出站不可。
下一站我就下車，然後轉搭計程車。要是叫不到計程車，我就直接走路到那兒。總之，得盡快出站。
我移到車門前站著。由於靠車門玻璃太近，玻璃映出的我，嘴巴以上的位置出現了一道近乎不透明的水蒸氣白暈。
列車開始嘰嘎地煞車。隧道內逐漸變亮。停靠站就快到了。
我手拉著門閂，準備第一個下車。
突如其來的一下晃動，啪，我的鼻子撞上了車門玻璃。
哎！好痛。
我重新抓住門上的垂直扶把，往摺疊座椅上一坐。鼻孔、軟骨、鼻梁骨……我輕輕敲著鼻子。雖然很痛，但並沒有骨折。
我放鬆身子，隨意靠著冰涼的車廂壁。
列車停了下來。一些乘客紛紛下車，也有其他乘客上了車。我不動。
剛才那股噁心感已經消失了。

車子發動了。

這一次，我坐在與車行方向相同的座位上。列車的搖晃程度變得輕微。

我拿出手機。當列車開進了隧道，手機訊號只剩下兩格。

要是有什麼事情發生的話，芭斯卡兒一定會打來給我。

我盯著那幾道細小得幾乎像是個點的線條幾分鐘。螢幕開始轉成待機模式。

一片黑。

我的膝蓋被敲了一記，讓我嚇了一跳。原來是件滾輪行李。列車已經過了幾站，不知不覺中，走道早已擠滿了人。或許我剛才睡著了。

我站起身，摺疊椅也跟著自動闔起。

鼻子突然感覺到一股灼熱。這麼燙，想必一定是又紅又腫了。

手提袋裡沒有鏡子。剛才太急著出門，我什麼東西都沒帶。

我對著垂直扶把的金屬面自照。

這個鍍鉻的圓柱體，回敬給我一個大鼻子的變形影像。

我笑了。

我爸爸在我第一次上電視節目之後，打了電話給我。他先是恭喜我，而後問我想不想整鼻子，他很樂意替我出手術費用。

*

我是第一個走上轉車通道的人。才走沒幾步，就聞到通道右邊的自動咖啡販賣機傳來的咖啡香。我幾乎是跑著過去。這一早，我都還沒有時間吃東西呢。我身上有零錢。

我分別按下咖啡、大杯、加糖。

咖啡熱騰騰的。我待會兒再喝。

車來了。我上車坐下。

我環顧四周，看見穿短褲的男人與穿背心的女人，這才發覺自己的手臂上覆著出門前隨手一抓、匆忙穿上的黑色毛衣長袖子。

我突然覺得好熱。

而且，一看見冒著煙的咖啡，令我感覺更熱了。

來吧。我一口氣喝光了咖啡。

隨著杯子逐漸見底，我整個人的身體從上到下——嘴巴、食道、胃部，直到雙腿——都變得熱滾滾的。

我挨著人造皮革座椅直冒汗。

坐我旁邊的女士突然起身。

是因為我散發出熱氣的緣故嗎？

我手中握著的手機，外殼變得潮濕而滑手。

我確定我妹妹不會打來了。

一定有她不會用電話通知的事情；有她不會以手機貼著耳朵，嘴巴對著空氣說的話語。

她等著我到那兒。在急診室的走廊上，我看著她走過來與我會合。

她不用開口，我就已經明白。看著她略微傾斜著頭，臉上悲哀地微笑著，我就已經明白。

我向她張開雙臂，緊緊摟住她那瘦長而結實的身軀，兩人一同哭泣。

我站起來。

隧道變寬了。日光照亮了一切。

這條地鐵線從這裡開始改行高架軌道。

終於看得見天空了。

微微地轉了個彎之後，列車在初秋的紅色梧桐樹間行進。

還剩不到兩站就到了。

我穿過了林蔭道，走過一條小路，又一條小路，接著是另一條林蔭道之後，差不多就快到了。

我走上了聖傑克郊區街。

一面顏色灰得近乎銀白的巨大石牆，沿著人行道伸展了幾乎三百公尺長，上頭附著的攀爬植物與常春藤，蜿蜒爬行。一棵大樹高處的枝椏，探過了牆。這些枝椏，便是小鳥兒嘰喳喧嚷聲的源頭。

一陣微風吹起。

風從毛衣有些鬆散的網眼穿了進來，輕撫著我的肌膚。

我閉上了眼。

我背倚著溫熱的牆壁，在粗糙、布滿粉末的石頭上，攤開了手指，就這樣站著。好想就這樣地站著不動。

遠處傳來了救護車的鳴笛聲。救護車逐漸駛近。

聲音愈來愈大，大到變成了嘈雜的噪音時，一輛救護車駛過了面前。

鳥兒的喧嚷聲戛然而止。

走了，振作吧。

芭斯卡兒坐在等候室裡，正打著手機簡訊。

我上前抱住她，親親她。她聞起來好香。

是我媽媽的看護通知她的。我爸爸早上醒來時，沒有辦法下床。他的右側身體彷彿失去了知覺，而且說話也非常吃力。

芭斯卡兒立即趕赴我爸媽家，同時還叫了救護車。救護車很快就到了，並且立刻把他送來這裡。她開著車，一路跟在救護車後頭。

事情就是這樣。

她目前就只知道這些。

得等待進一步的消息。

一名老人橫躺在一排長椅上睡著。

燈管亮光閃爍。

這裡除了幾本過期的退休族雜誌之外，沒什麼書報雜誌可看。我們大可以到醫院入口處去買報紙，可是我與芭斯卡兒，誰也沒動。

我們只是緊盯著一條條厚重的不透明塑膠隔簾，等待。

醫生、護理師或是擔架員時而分開隔簾，穿進穿出。

磁磚是灰褐色的。

我們等了可真久。

我妹妹穿著一件薄襯衫，露出了頸子。或許我可以把臉埋進她的頸子處不動，就這麼呼吸著她的味道。

終於有人叫我們了。

我爸爸獨自躺在一間幾乎空蕩的病房裡，身上連接了許多儀器，整個人顯得十分渺小。

當他一看見我們，便想要起身。他朝病床的金屬欄杆伸出了左手。貼著電極片的肌膚是古銅色的。他幾天前才從義大利伊斯基亞回來。

他打起了哆嗦。

芭斯卡兒幫他找毯子。

我們分別在床的兩側找著了毯子。

他一再地表示，不明白到底發生了什麼事。

他吃力地說著話。每當他發出「P」的音時，一個口水泡泡便於唇間成形，隨即爆裂。

「你看。」他插著導管的左手，抬起了右手，接著又放開，任右手頹然垂下。

他打手勢，示意要我們離開。

你真的不要我們留在這裡嗎？

有什麼用？

他閉起了眼。

他那隻失去知覺的右手，掌心向上攤著，就像一隻肚子朝天的烏龜。

在走出病房之前，我替那隻烏龜翻過身。

全部的醫生都在忙。一名護理師告訴我們，我爸爸大概是腦血管出了問題，引發了腦中風。不過，關於他的病情，我們稍晚就會有進一步的消息。

中午方過，他便轉到了聖安娜醫院的神經科。

芭斯卡兒先去了那裡，我隨後才到。

他氣壞了。他住的是雙人病房，隔床的竟然是一個「老先生」。而且，沒有人給他東西吃，他實在餓得要命。

我提醒他，他話說得清楚些了。

他閉上了嘴。

我給你買塊蛋糕吧。

不要。我要吃鹹的東西。

*

我選了一份燻鮭魚三明治。看起來柔軟的深色麵包中，除了燻鮭魚之外，還夾了白乳酪與細青蔥。

我把三明治放進我爸爸的左手掌上。我得替他折起手指（同時避免動作太過強勢粗暴），好讓他握住鬆軟的麵包。

他立刻往三明治正中央，也就是內餡最多的部位，張口一咬。

真好吃。

秋陽照亮了整間病房。底下，孩童嬉鬧的聲音從聖安娜醫院的花園傳了上來。

我都忘了這一天是星期六。

我爸爸半瞇著眼，咀嚼的速度愈來愈慢，接著，手又無力地垂了下去。

我替他揩了嘴，把三明治放在床頭几上。

他睡著了。

當他們要帶他去照X光時，他依然還在睡。擔架員也沒叫醒他。他們直接推著他的滾輪病床出了房間，往電梯去。

叮。電梯門關上了，我爸爸也跟著不見了。

我在樓梯平台上，動也不動地站了好一會兒。

十幾年前，他也是像這樣地躺在病床上，被推進電梯，準備下樓到手術室去接受三重心臟繞道手術。我無意中發現他盯著一名男看護看。他察覺到我的眼神，我們倆於是哈哈笑了起來。

就算是他人都穿過了手術室的第二道門，我還是聽得見他的笑聲。

護理師提醒我與芭斯卡兒，檢查需要花上一大段時間，沒必要待在這裡乾等。

我用原先的保鮮膜將剩下的三明治重新包裝好，再放進手提袋裡。待會兒到了外頭再丟吧。隔壁床的老先生從浴室走出，我扶著他重新躺下。他甩掉了室內拖鞋，我看見他的腳是紫色的。

他是康復中的中風病患，說話很正常，行動也沒什麼問題。

要是這位皮膚有斑紋的老先生能夠恢復健康，那我爸爸也應該可以。

況且爸爸總是能夠從各種病中安然康復，比如：三重心臟繞道手術後發生的院內感染。這場病讓爸爸足足住了幾星期的加護病房。脾臟切除、胸膜炎、肺栓塞，甚至還有一次遭人以槍柄打破頭，在某條荒涼的公路上，獨自負傷躺了一整夜。

每次，只要身體一康復，他便出門遠行，而且就如人家說的，愈遠愈好。

過了十天或十五天，有的時候是三個星期之後，他便會帶著圓潤的臉龐，精神奕奕地回家。

*

方才，晴朗的午後光線照在他深黃色的院服上，襯出了他那身古銅色的肌膚。

我相信，這一次，他也一定可以平安度過。

在公車站前，我翻著手提袋，想拿出我的巴黎悠遊卡，結果抓到了那個三明治。指尖傳來了三明治平滑、柔軟的觸感。我只要一伸出手，就可以把這個三明治丟進淡綠色的巴黎市公用垃圾袋，但是我並沒有那麼做。

回到了家，我便把三明治收進冰箱。

當芭斯卡兒打給我時，時候已經不早了。

她剛和實習醫生通過電話。檢查報告的結果是：缺血性中風以及嚴重頸內動脈瘤。

那是什麼？治得好嗎？

得看看病情的發展如何。我們明天就會有比較清楚的答案。

在那之前，先好好睡吧。

你也是。

缺血，失語、運動失調、發音困難、輕偏癱、右側半身不遂、大腦左葉，我完全不懂。所有的字開始變得模糊。我關了電腦。

我的雙眼灼熱，實在乾得厲害，連眨眼都會痛。

我走進了浴室。

時間已經是凌晨四點了，所以，我的隱形眼鏡已經戴了超過二十個小時，實在太久了。

我試著拿下隱形眼鏡，可是卻連拿都拿不下來，因為都巴在我乾燥的角膜上了。

可是又不能這樣放著不管。

我翻遍了浴室櫃，想找到眼藥水或是生理食鹽水。

最後，終於找到了一小瓶生理食鹽水。

我將頭往後仰，自眼皮邊緣滴入了一滴、兩滴、三滴、四滴、五滴。

他睡得不好。他不知自己置身何處，十分驚慌。他以為自己有大聲叫喊。

紫色雙腳的老先生要我放心。他說，只聽到我爸爸低聲咕噥個一或兩次而已。

夜班護理師也沒有任何不正常的通報。

住院總醫師在一間狹小的辦公室裡見我與芭斯卡兒。醫師年紀很輕，身材很瘦。我們在摺疊椅上坐下。他打開了一份灰色的病歷資料，翻閱著裡頭的紀錄。我看見一張長長的、線條高低起伏極大的曲線圖表。想必是我爸爸的心電圖。蠟光紙上，那幾枚曲線趨緩的藍色影像，是他的腦。

年輕醫師嘆了氣。

當他在早上巡房時，觀察到右側軀體動作缺損惡化的現象。

此外，前額葉的運動皮層內側區域也有受損。

所以，那會怎麼樣呢？

那是大腦支配口語、咀嚼與吞嚥的區域。

換句話說，病患，也就是我爸爸，很快地——就在幾小時、一天，最多兩天之後——將失去說話與進食的能力。

有沒有辦法恢復呢？

醫生站了起來。

接下來的幾天將會是關鍵。不過，依照您父親的年紀——畢竟他都已經八十八歲了——還有先前的病史……

他好心地微笑。

您們知道的，有時運氣好的話，會有例外。

芭斯卡兒蒼白著一張臉。我伸過手，摟住她的肩膀。

醫生等著。這間辦公室實在太小了，如果我們不把椅子收起來的話，他就沒辦法開門。

克蘿德呢？

他想要見他的太太，我們的媽媽。

別擔心，我們等會兒會帶她來。

要是她覺得狀況還不錯的話。

他順利地扯開嘴微笑，並且幾乎笑了出來。

我媽媽同時飽受帕金森氏症與憂鬱症之苦，因此打從好幾年以來，便癱在家裡，哪裡都不去。

無論我們有什麼提議——散步、外出吃飯，或只是去看她——她總是這麼回答：「要是我覺得狀況還不錯的話。」

每一次，都會惹得我爸爸大笑。

丹尼爾、米榭琳、愛麗斯、翁利、蘿欣……他列出了一份需要通知的親友名單。

他堅持要把自己背下的電話號碼唸給我們。

「01……」
他皺起了眉，一隻手貼上了額頭。
他又重複一次01。
他唯一記得的，只有01。
他長嘆一聲，嘴巴微開，一隻手頹然垂下。
他閉上了眼。

「你爸爸頭腦還是很不錯的。」
我與我媽媽的看護希勒薇雅，分別攙住她的手。左腳，對。右腳。當我們走出我爸爸的病房時，芭斯卡兒與她的孩子走了進去。我們慢慢地走向等候區。那是一個位於樓梯平台與走道之中，以玻璃隔起的長方形空間。等候區的每一邊都有一排固定於地面的椅子；正中央擺著一張矮桌；各個角落都有一盆綠色植物。
一對夫妻與一個十分年輕的男孩，面對著門坐著。三個人的眼眶都紅紅的。剛才，我在我爸爸隔壁的病房看過他們。他們站在一張病床前，而床上，是一個靜止不動的長形物體。
我媽媽想回家吃藥。希勒薇雅拿出了一個彩色藥丸盒，在她面前搖了搖。太太，看到了嗎？在這呢。

我媽媽身軀僵硬地坐著。

希勒薇雅從矮桌上抓了本書角已經折損的填字遊戲雜誌。

她邊翻邊低聲抱怨。每一欄都已經填過了。黑筆、簽字筆或原子筆，每一頁的筆跡都不同。

一株綠色植物枝上掛著的聖誕樹裝飾球殘塊，閃著光芒。

七年前，當我爸爸在三重心臟繞道手術之後發生感染的期間，我在十二月三十一日那晚，到醫院去抱抱他。那是在沙佩提耶醫院。整間醫院經過了裝點，燈火明亮。可是我爸爸在加護中心的病房，裡頭唯一發亮的，是維生系統監控器所發出的紅色、白色與綠色的光。

我很熱。

「你要我買什麼東西給你喝嗎？」

我媽媽並不答。她只是直視著眼前。

希勒薇雅閉上眼不動。

那對夫妻與年輕人像是僵住了。

毫無聲響，也毫無任何動作。

我屏住呼吸。

還是一樣。

靜默逐漸麻痺了我的身體。先是雙腿，接著逐漸往上竄。
突然之間，我感覺到某個目光的注視。
走廊空無一人，等候區這裡似乎沒有人正看著我。
其實，有的。
希勒薇雅擱在膝頭上的填字遊戲雜誌，於正中跨頁處攤開。填字格旁的插圖當中，一隻圓臉的馬達加斯加狐猴，睜著黃色的大眼睛，對著我微笑。
我也回敬牠一個微笑。
我伸了個懶腰。
希勒薇雅驚醒了。
我媽媽激動了起來。「我的藥！」
年輕人擤著鼻子，發出了一種奇怪的潮濕聲音，那對夫婦立刻轉身看他。希勒薇雅闔上那本舊雜誌，放回矮桌上。
諾耶米與拉斐爾走出外公的病房。
他們都哭了。
我緊緊摟住我的外甥女。她的哭聲在我的體內迴盪著。我們和她的外公一起慶祝她的十一歲生日，才不過是幾天前的事情。我又摟得更緊了些。我撫摸著她柔順的直髮，聞著髮絲所散發出的淡淡皮脂味。我們倆就這樣彼此相擁，直到她的哭聲逐漸止住。我撫著她背部的手，猛然下垂，貼著她的大腿晃啊晃的。然後又重來一次。這一次，我的手掠過了她的手。諾耶米笑翻了。她試著擺脫這個黏上她的肩膀、手臂以及髖骨的癱軟東西。

「噓。」

芭斯卡兒是對的，我們真的太吵了。我和我的外甥女走下了樓梯，在亞麻油氈上發出了嘰嘎的腳步聲。

我們在阿樂西亞路的人行道上，邊跑邊試著躲開對方的手。

我媽媽坐在前座，希勒薇雅以及兩個孩子坐在後座。

我看著芭斯卡兒的紅色車子愈開愈遠，然後消失不見。

這個傍晚時分，屋子裡頭光線明亮。我打電話給人在洛杉磯的塞吉。我們原本計畫在紐約碰頭的。

你要我早點回去嗎？

我手中緊握著的窗戶搖桿，幾乎都要變燙了。

不用。應該會沒事的。

當塞吉掛斷電話，一切陷於靜默。

我要放CD來聽。我想聽我爸爸以前經常彈奏的一首布拉姆斯鋼琴奏鳴曲。那首曲子的前幾個小節總令我聯想起暴風雨。當他年輕的時候，夢想成為鋼琴家，可是他的父親大力反對，甚至威脅要「停止供應他的生活所需」。

我媽媽曾經告訴過我，當他們夫妻倆一起去聽演奏會時，她有時會聽見他哭泣。她一直以為那是情感流露的表現，後來才明白那是出自於遺憾。

CD全收在二排架上。得先拿開爵士樂與搖滾樂，才拿得到擺在第二排的古典樂。

美國鋼琴家朱利葉斯．卡欽（Julius Katchen）的布拉姆斯鋼琴獨奏作品套裝組仍未拆封，可是我以為已經拆開聽過了。

有三首奏鳴曲，是哪一首呢？C大調第1號奏鳴曲？升F小調第2號奏鳴曲？還是F大調第3號奏鳴曲？我連英文標示的音階（notes anglaises）都搞不清楚。

當我還小的時候，我爸爸曾經讓我學鋼琴。我學了大概幾個月或是一年那麼久吧，直到他要我彈給他聽。我已經不記得當時的情形了，只記得隔天自己發起了40度以上的高燒。

然後，病了好久。

從那時之後，我便不曾再彈過鋼琴了。

我望著布拉姆斯的白色鬍鬚，以及笛卡（Decca）唱片公司的藍紅相間標誌。

最後，那個一直未拆封的盒子放回了原位。就在爵士樂與搖滾樂後方的架子上。

現在是月底。有媽媽的看護費以及幾筆帳單得付，還有一些日常事務得處理。

通常都是由我爸爸負責處理一切。

我媽媽所能做的，頂多只是填寫一張支票。

由於生病的關係，她寫字時，手抖得愈來愈厲害，而且字跡次次不同，有時甚至還弄混了數字。

爸爸從來就不曾委託我們處理任何事情，或者說，他壓根兒沒想過要這麼做。

他不能再寫字，不久之後，也不能再說話了。這事得盡快處理才行。

我打電話給我父母的銀行專員，對方拒絕親自前來。在這種情況之下，委託得經過公證方能獲得承認。

芭斯卡兒順利地聯絡上公證人。明天接近傍晚時，他會親自到醫院一趟。

那位紫色雙腳的老先生，基於尊重隱私的立場，主動到等候室去。

這名公證人鬥雞眼的狀況十分嚴重。厚重的鏡片底下，他那雙放大的眼，令他簡直像隻大青蛙。

他話聽不清楚，因此什麼事什麼話，都得向他重複說個幾遍才行。我爸爸因此生起氣來，因為我們已經聽不懂他說的話了。

公證人在他耳邊，一個字一個字大聲地喊著，像是把他當成了聾子。我與芭斯卡兒互看著彼此，突然之間，一致快步衝出了病房。

我們倆在走廊上，又哭又笑。

我媽媽本人也得簽署委任同意書。

走吧。我們上了公證人的賓士車。

他車開得飛快。手緊緊抓著方向盤，鼻子簡直都要貼上擋風玻璃了。

我們沒有鑰匙，是夜班看護安妮幫我們開的門。

屋內各處皆沉浸於黑暗之中，唯一的光線來自廚房。我爸媽向來就是人在哪裡，燈才在哪裡亮著。

開關在哪兒呢？我們摸索著牆面。畢竟無論是我或是芭斯卡兒，都不曾住過這裡。

我媽媽文風不動地坐在餐桌前。她還沒吃晚餐，面前擺著半片藍色藥錠以及兩片白色藥錠。

當公證人向她解釋一切時，她只是盯著她的藥看。

特此委任。這一晚，她的筆畫清楚，簽名字跡也堅定有力。

當我們預備離開時，她硬是站起身。只不過是為了要關燈，而不是要送我們出門。

我到餐廳去和朋友會合。

餐廳空間狹窄，燈火通明。

酒嘗起來有玫瑰的味道。

服務生在桌上擺了厚切片麵包、奶油與香腸。

我不記得上次吃東西是什麼時候的事了……

我酒喝得太多。我吞了兩顆止痛藥，整個人斜斜地往床上一躺，同時將臉埋進塞吉的枕頭裡。

我和芭斯卡兒同時到達。

爸爸看起來生氣勃勃——甚至有些躁動。

他想和我們說話。這很重要。

我們分頭站在病床兩側，認真聽他說話。

他皺著臉，想說的話，愈來愈說不出來。

要是……

要是什麼？

要是……

〈要是我有一支槌子〉我腦裡突然響起了這首歌。當我小的時候，爸爸曾經改編過這首歌的歌詞。每年在我生日之前，他總會故意讓我以為沒有人（包括我的堂、表兄弟姊妹，以及我的朋友）會來參加我的生日茶會。他會這麼對我唱：

在我生日的……那一天
我將會孤獨……一人
身邊只有我的爸爸
我的媽媽和我的妹妹
喔喔，這真是太幸福了。

而要是我獲邀參加生日茶會，他便會告訴我，說我弄錯別人的意思了，人家並不希望我去。

我的心裡開始擔心，後來也害怕起自己和別人生日的到來。

「要是我怎麼了……」

要是他出事了的話。

關於他的葬禮的指示，就裝在一個信封裡，存放於屋內的保險箱之中。

他要我們去找出來。

「馬上去。」

可是我們姊妹倆，沒有人有保險箱的密碼。

那三個密碼是我們姊妹與媽媽的生日，分別對應三個按鈕。不過，千萬別碰到最下方的那個按鈕。

好吧。1、6和13。我們會自己想辦法的。

他疲憊地閉上了眼睛。

不行。

我們倆蹲在那個小箱子前。

我又重新轉了一次左邊的旋鈕。

轉到第十三格。

還是不行。

「走開，讓我來。」

換芭斯卡兒再試試看。

她整張臉都紅了。我也感覺到自己的臉頰發燙。

我們是兩名竊賊。警鈴有可能在下一秒鐘響起，到時我們連逃都來不及。

當我媽媽和日班看護菲力普散步完回家，喀嗒地打開大門時，我們倆著實嚇了一大跳，彷彿兩個現行犯。

芭斯卡兒又試了一兩次。終於成功了。

他臉正對著門，一直等著我們來。

我們當著他的面撕開信封。裡頭只有一張紙，上頭有寥寥幾行字。

他希望能夠葬在埃爾柏夫的家族墓穴裡。

「你確定不要和奶奶一起葬在蒙帕拿斯公墓嗎？」

他皺起了臉。他絕對不要，不要和自己可怕的父母葬在一起。

我們又繼續唸下去。

他不希望舉行特別的儀式，只要誦詠卡迪什❶就夠了。

---

❶Kaddish，猶太教徒的祈禱文。

他開始激動起來，想要補充些什麼。

他希望靈柩車出發之前，祈禱詞能夠在巴黎誦詠，好讓不到墓園的親友，也可以參加。

好，就這樣了。

他的表情頓時放鬆，甚至還掛上了一抹微笑。

我的好女兒。

主任在那間有摺疊椅的小辦公室裡見我們。

那本灰色病歷增加了厚度。她逐頁翻著。她胸上別著的那枚紅色徽章，隨著呼吸的韻律，上下起伏。

我們等待著。

我坐著的那張椅子，椅腳長度不一。沒了橡膠套的那隻腳，上頭還殘留著些許接著劑，只要一翹離地面，就會發出「嗒」的聲響。

主任推開那本病歷。

「報告並不怎麼樂觀。除了腦血管破裂與動脈瘤之外……」

她的聲音逐漸飄遠。我前後、前後地來回搖晃著身體。

「嗒。」「嗒。」

靜脈血栓。肺栓塞。這些詞傳進了我耳裡。

「別這樣。」

芭斯卡兒手按著我的大腿，我停止了動作。

主任將那本灰色的病歷闔上。

「很抱歉，就目前為止，我所能告訴你們的，就這些了。」

我的雙腳僵硬得幾乎站不起來。

我坐上芭斯卡兒的紅色車子。她發動車子，CD音響的電源開啟。

一首弦樂四重奏的曲子。是貝多芬的嗎？

我妹妹開車的技術很好。我伸直了雙腿。我們的座位中間有一瓶才喝了幾口的礦泉水，還有一個裝零碎物品的小容器，裡頭有一包口香糖和無糖糖果。

路上交通順暢。不用多久就會到我家。

不如請芭斯卡兒開慢一點，或是停車吧？

我們可以緊緊依偎著彼此，一起聽那首我爸爸以前最愛彈奏的布拉姆斯奏鳴曲。我妹妹一定知道到底是哪一首。

我倆呼出的氣息將一起化為緊閉車窗上的霧氣，別人從外頭完全看不見我們。

我們姊妹倆，避開了外頭所有的危險，就這麼在這裡待著。

可是綠燈相繼亮起，車子在我住的街角處停了下來。芭斯卡兒很趕時間。她的孩子正等著她。快速地親了一下。明天見。

他戴上了氧氣罩。

睡著了。

他的臉失去了任何色彩。

突然間，他打開了眼睛。眼神空洞。

我不確定他是否認出我來。

他搖起頭，想甩掉伸進鼻孔裡的細管子。

我將管子重新擺好。

他抬起左手，想拔掉管子。

我固定住他的手，他倒也不抵抗。

我爸爸已經全身無力了。

他的肌膚冰冷。在伊斯基亞曬出的古銅色已經消褪。

那位紫色雙腳的老先生，一整晚都聽見我爸爸不斷地試著說話。

當我才一靠近他，他立刻抓著我的手腕。

他睜大了眼，直直地看著我，只是眼神仍然那般空洞。幾個零碎的音，爭先恐後地從他的口中冒出……「b」……「t」……「k」……「p」……「n」。他流著口水，而且流了很多很多。我替他擦乾淨，並且要他再說一次。

慢慢來。

再一次。再一次。

我像玩著字謎遊戲一樣，慢慢地填滿一個個的空格，最後終於懂了。

報紙有沒有提到這個可怕的災禍？

他握緊了我的手腕。

「你想知道報紙有沒有提到你出了什麼事，對吧？」

對。他說這個字，臉幾乎紅了。

淚水突然湧上了我的眼眶。

「每個人都在提這件事。」

他鬆開了我的手，長長地嘆了一口氣。

他的喉嚨突然發出了某種搔刮的聲音，一陣口水拚命地往他的下巴流。他咳嗽了，而且愈咳愈凶，咳到整張臉都紅了。

我急忙找人幫忙。

*

我爸爸已經無法吞嚥。也就是所謂的「吞嚥困難」。現在，除了抗凝血劑以及抗生素之外，他的點滴架上，又多了一袋半透明的液體。

脂肪乳，葡萄糖溶液，胺基酸，微量元素，從今以後，這些就是他的食物。

在走廊上，我與那個吸著鼻子的年輕人以及那對年長夫妻錯身而過。他們是那般地神采煥發，讓我幾乎認不出來。

透過隔壁病房那扇微開的門，我看見昨天那個一動也不動的長形物體，正倚著枕頭坐起。是個很年輕的女孩。

她的病床上擺了一大條巧克力。

我打開冰箱。

在與視線同高的第一道隔板上，有我爸爸吃剩的三明治。

實在沒辦法留著這個三明治。就算是冷藏，還是快酸臭發霉了，鮭魚的腥味也很重。

好吧，丟了吧。

我往垃圾桶的腳踏板一踏，垃圾桶的蓋子掀了起來。

透過那層光滑的塑膠薄膜，我發現棕色麵包上，有我爸爸留下的半月形咬痕。

我的手臂定住不動。手臂底下，是陰暗的洞穴，以及垃圾。

我真的沒辦法。

我的腳離開了踏板。蓋子瞬間落下，發出「咚」的一聲。這巨大的聲響，在空蕩蕩的屋子裡迴響。我楞楞地站在原地，手裡拿著那塊三明治。

不然把三明治放進冷凍庫吧？這樣就可以保存了。

我將三明治平放在一盒香草冰淇淋上。好了。

時間是凌晨三點。這是個寂靜無事的夜晚。

微波爐與烤箱面板上的時鐘，發出了微弱的橘色光芒，照著整座廚房。

我打開冷凍庫，取出了三明治，將這塊小冰磚，丟進了垃圾桶。

我扶住了蓋子，讓蓋子慢慢無聲地闔上。

那些讓他不舒服的細管子，已經換成了氧氣罩。

當他一看見我來了，便皺著眉，嘴裡嘟噥著。沒必要請他再說一次。我整晚沒睡，頭髮凌亂，也只是隨便簡單地上了妝，所以我知道他說的是：你看起來真糟。

他好多了。

芭斯卡兒也來了。她和我看法相同，也覺得他好多了。

病床邊的電話響了，那個有紫色雙腳的老人接起電話。

他不是一個人，他的女兒都在這裡。

我不知道爸爸是否聽見了。我與芭斯卡兒互相交換了個眼神。一定是G・M打來的。他是我爸爸的一個老朋友。我爸爸便是與他一起去伊斯基亞。而一年以前，也就是這位先生，在我爸爸一隻腳的膝蓋才剛開過刀的時候，踹了他的腿。

當他讓我看他腿上的大片烏青時，我要求他一定要提告，但他拒絕了。

而且，還繼續與G・M來往。

他一定是打電話到我爸媽家，和我媽的看護說話時，知道了我爸人在哪兒。現在，他將車子停在阿雷西亞路，在車上埋伏。他直盯著神經科中心的門不放，等待著時機到來。

我與芭斯卡兒步出了神經科。

才在人行道上走了幾步，我便似乎聽見身後響起了門闔上的聲音。或許就是他。我連轉身也沒有，因為實在不想看見他那肥胖的身影走向醫院，朝我爸爸毫無防衛能力的身軀而去。

我回到了家。

清潔婦已經來過了。我連忙跑進廚房，垃圾桶是空的。

住院總醫師感到很滿意。

他觀察到呼吸方面有了明顯的改善。

此外，運動失調的現象並沒有繼續惡化，吞嚥困難的問題也逐漸有所改善。不過，還是會繼續施予抗生素治療，以排除任何產生吸入性肺炎的可能性，不過，整體而言，可以說我爸爸的病情已經好轉。

他的氧氣罩取下了。

我親親他。他的鬍鬚扎了我的臉。

我爸爸的臉，除了偶爾在假期時不刮鬍鬚之外，總是時時保持光潔。陽光下，他茂密的金色毛髮閃著光芒。

此刻，他的臉頰、嘴部周圍與下巴，布滿了小小的灰色區塊，在壁燈的照射之下，那些區塊顏色更加黯淡。

「醫生說你的病情已經好轉。」

他的上半身突然奇怪地抖了一下。原來他想要聳聳肩，但只有左側身體能動。

「你看……」

他示意要我看他擱放在一只枕頭上的右手。為了防止血流停滯，因此這隻手得保持抬高的姿勢。

「並沒有好轉。」

我注視著他的手指。他那鋼琴家的手指，現在顯得粉紅肥胖，而且一動也不動。就像是豬肉小香腸。

「有啊，真的有好轉。你等著吧，你的手也會有改善的。」

我對他微笑。

但他並沒有回以我微笑。

我整個人往後倒在床上，連鞋子都沒有脫。沒關係，反正我動也不想動。手機突然響了，讓我嚇了一大跳。是塞吉打來的。他可以將回程時間提早。所以明天中午左右，他就會回到家。我泡了個澡，並且上床睡覺。才一閉眼，便立刻進入夢鄉。

叮叮……「是我！」對講機小小的黑白螢幕上，出現了他的臉。他微笑著。我替他開了門，然後站在樓梯平台上，聽見樓下傳來了滾輪行李箱在樓房入口的堅硬地面上滾動的聲音。

電梯按鈕開始閃爍。纜繩震動了起來，平衡錘下降，電梯上升。二樓、三樓、四樓、五樓、六樓。電梯門終於左右打開。

塞吉展開雙臂摟住了我。他的身上有古龍水和飛機的氣息，他的嘴唇嘗起來有咖啡味。我緊緊摟著他強壯的身體。

有他在了。

塞吉向我爸爸敘述他的旅行見聞。當他提到洛杉磯縣立美術館及其最近的擴建工程時，我爸爸突然激烈地搖頭。

「怎麼了？」

他並不回答我，只是閉上了眼。

或許他在心裡想著，自己永遠無法親眼見到這棟新的建築，而且也回不去洛杉磯了。

他再也哪裡都不能去了。

我的喉頭一緊。

他如此恐懼、懷疑地搖著頭，對我來說，就像是無聲的嘶吼。

病房門開了。一名護理師帶著一個杏桃狀的金屬盆、紗布及一個大瓶子進來。

我們走出病房。

塞吉蒼白著一張臉。

我們一起回家去。

主任一會兒要見我們。

我和芭斯卡兒在等候室裡坐著。

那本老舊的字謎雜誌仍然擺放在原位。我將雜誌從中間打開。

正中的跨頁已經被撕走了。

一定是某個小孩想要收藏那隻微笑小狐猴的照片。

我把雜誌放回了矮桌上。

突然間，醫護人員腳步急促，無線對講機傳來短促的聲音，門不斷開開闔闔。

一個穿著工作服、頭戴醫療帽的男人，突然走進等候室，要我們別走動。

我們隔著玻璃隔板，看見其他穿著工作服、戴著醫療帽的人員，推著一張病床衝出了電梯，消失在走廊的一端。門扇都還沒闔起，立刻又因為另一張病床打開了。我們只來得及看見一個裹著被單的身形。然後「叮」的一聲，電梯又啟動了。

芭斯卡兒面色發白。

我的雙手顫抖。

我們一個起身。
門又開了。護理師來來往往，我們甚至還聽見了笑聲。
我們站在爸爸的病房前，互相交換了眼神。
來吧，我們進去吧。
兩名助理護理師正左右扶著爸爸的雙臂。
一、二、三。好了。他們幫他挺直身子。其中一人開始脫他的衣服，他們要替他洗澡。
走廊上，隔壁病房的那個女孩，穿著院服，緊抓著扶手，走了幾步路。她的腳上套著螢光綠的人字拖。
主任向我們宣布，由於我爸爸的病情已經穩定，所以在兩三天之內，只要伯卡醫院一有病床空出，便將進行轉院。他在那裡也可以即刻開始進行復健。
至於他何時可以再走路，右手何時可以恢復功能，就只有未來才知道了。
「我爸爸自從膝蓋手術之後——差不多一年了——便開始接受憂鬱症治療。」
「當然他的憂鬱症還會繼續治療，我們甚至還打算提高他的劑量。像他這種情形，心理因素對他的病情會有很大的影響。」

她闔上了那本厚厚的灰色病歷。

無疑的，這將是我們最後一次收起椅子，離開這間狹小的辦公室。

這個下午，他即將轉到伯卡醫院去。

芭斯卡兒會陪著他，我則是負責辦理出院手續。

窗口前已經有許多人排隊。我拿著我爸爸的社會保險健康卡，在手裡翻來轉去。1. 20. 07. 27……男性。一九二〇年七月出生於厄爾省。

七月十四日。全是在暑假過的生日。芭斯卡兒的禮物總是剛好在那一天送到。好久以前，她送他一個白瓷小牛奶壺，送我七星文庫的《人間喜劇》全集。那十二本書早已不見，但那個小牛奶壺仍然好端端地在我爸媽的冰箱內門裡。

這一年，我什麼也沒送他，不過我招待他上館子去。我們的座位靠窗，位置有些隱密。當時夜幕尚未低垂，外頭的世界籠罩在灰色的天光之中。我選了一瓶品質極好的紅酒，父女倆乾杯對飲。我問我爸爸，對自己的一生有何感想。

徹底失敗。

我得說，在我媽媽過世之後，我整個人一蹶不振。

他一口氣喝光了杯裡的酒，有那麼一會兒，我以為看見了冒著水氣的杯子上方，有一張孩童快要哭出來時的扭曲臉孔。

「她是在你幾歲時過世的？」

三十一歲。

儘管我知道，但總是會忘記。每當他說起自己母親——媽媽——的死時，我總以為聽見一個小男孩在叫著媽媽。

輪到我了。

住院費用、病患病情報告、出院許可，全都快速地處理妥當。

外頭，除草機嗡嗡響著，園丁在草坪上除草。聖安娜的通道瀰漫著濕土與青草的氣味。

一顆栗子「啵」地從殼斗裡迸出，落在我腳前。我撿起這顆栗子，它的表皮光滑得發亮。上頭的白色痕跡，形狀像大腳趾指甲。

我把栗子丟進了口袋裡。

埃爾柏夫的院子裡，有許許多多的栗子。當然也有野生栗子——一個個小小的綠色海膽，很容易讓人扎到手指——我和我的朋友瑪麗詠總是躲在我們的祕密天地裡，摘去野生栗子的枝葉，直接生吃。這些生栗子吃起來乾脆澀口，殘渣還會卡在喉嚨上，吞不下去。這時，我們便會互相拍背，好讓那些碎渣能夠順利通過喉嚨。

*

我把出院許可交到了護理站，並且向護理師道謝。

芭斯卡兒把爸爸的所有物品放進了一個袋子裡。

救護車應該就快到了。

那個紫色雙腳的男人走出了浴室，我發覺他的灰色頭髮上有梳理過的痕跡。他的心情大好，因為明天他就可以出院返家了。

我跟他說再見。

我最後一次走過了等候室，裡頭有個小男孩正獨自畫畫，說不定狐猴的照片就是他帶走的？

一直等不到電梯，我決定走樓梯。

下了樓，在飲料販賣機一旁，隔壁病房的女孩和那個年輕男孩，正緊緊地擁抱接吻。儘管他們閉著眼，我仍然對他們微笑。

接著，我離開了聖安娜醫院。

我穿越了伯卡醫院整修中的大廳。大廳內所有東西上頭覆蓋的白色灰塵，比昨天來得更厚。空氣顯得霧濛濛的。布滿灰塵的地面上，有幾十個腳印。我緊隨著這些鞋印前進。我記得自己踏進了一雙網球鞋（那鞋底突起的人字紋）的大鞋印裡，左腳、右腳地跟著走著，走到了唯一在施工期間保持運行的電梯前。等候的人很多。在電梯門關閉前，幾名穿著白袍的年輕醫師，手裡拿著塑膠杯跑了進來。一時之間，咖啡香占據了整個空間。很擠。每個人都緊挨著別人地站著。

四樓。老年後續照護與復健中心。西側。

在漫長的走廊盡頭，往左轉。三八六號房、三八四號房、三八二號房、三八〇號房。

他看起來氣色很好。有人幫他刮過鬍子了。當我彎下身體親他的時候，聞出了他的鬚後水的氣味。他的臉頰柔嫩，鼻孔邊還殘留著些許白得像是鮮奶油的慕斯。我小時候覺得他那個光滑、粗毛孔中長出細毛的圓頭鼻子，很像是一顆草莓。

他伸出左手拉住了我的手臂，但並沒有施力。

他定定地看著我。

「我要你幫我做個了結。」

我愣住了。他一定以為我沒聽見，因為他提高音量，又說了一次我要你幫我做個了結。

打從他中風之後，說話就不曾如此清楚。

我看著他的手鬆開我的手，卻不垂下，只是懸在被子上方，手指微微張開著，就像是鋼琴家在最後迴響起的安可聲中彈完一曲時的那種手勢。

他觀察著我，我感覺到他的眼光，可是我的視線卻固定在那隻蒼白得像是漂浮著的手上——導管與繃帶所描出的十字，使得他的手愈發蒼白。

那隻手垂下了。我抬起眼。

我爸爸對著我微笑。那是一個貨真價實的微笑，一個如同往常的微笑；雙眼發亮，眼角堆起了魚尾紋。

我低下了頭，看見了我的包包在地上，成了灰色地漆布上的一點黑。我拿起了包包。

三層樓的階梯接連不斷地快速倒退。我聞到了大廳的新鮮石膏味。入口處的大片自動門，在我面前開啟。

*

夜幕低垂。我一定是走了很久。

我的頭髮和衣服都濕了，鞋子也淋了雨。我的包包裡有把雨傘，可是我並沒有打開。我甚至沒留意到下雨這件事。

我走進一座地勢傾斜的花園，花園四周聳立著現代大樓建築。地面上到處都是雨滴打落的枯葉。

街燈亮起，我與一對夫妻擦身而過。男的手裡提著一只購物袋，幾片綠色葉子伸出了袋口。是芹菜呢。他們要回家，準備晚餐。味道一定會很香。

我跟在他們身後。

他們往上坡走。一條陰暗的石板小徑。我腳踝扭到了。他們就是住在這裡。他們關上了門，屋內燈光亮起。

我獨自在他們屋外站著。

好冷，我要回去了。

我往回走。風開始吹起，花園的樹木搖晃，樹葉在空中打轉。四周毫無人影。我遠遠看見了高架地鐵，我終於知道自己身在何處。

我走上了林蔭大道，看見一輛計程車，而且是空的。

我一屁股坐在後座上。車子開動。

我爸爸從不搭計程車。

我打著哆嗦。

我請司機將暖氣調暖一點。收音機傳來披頭四的歌聲。

我閉上眼睛。

我在平底鍋裡倒了一點橄欖油，開始切洋蔥和紅蘿蔔，並將大蒜壓碎。我在鍋子裡加進了絞肉，接著是番茄、百里香、迷迭香、月桂葉。

以及一根芹菜。

醬汁在鍋中燉著。塞吉開了一瓶紅酒。

整間屋子滿是香氣。

塞吉睡著了。

我什麼都沒對他說。但我會的。

我在床上輾轉反側。

我可以服用四分之一錠的Lexomil（抗焦慮藥），讓睡意瞬間來襲，就可以不再看見我爸爸的微笑、發亮的雙眼眼角處的一道道皺紋，以及他那張突然圓潤回來的臉龐。

一年以前，他在動完膝蓋手術之後，變得食欲不振，幾乎什麼都不願意吃，整個人明顯地消瘦。我帶他去看心理醫師。在向醫師解釋我們的來意之後，我便離開，讓他和醫師獨處。後來我爸爸拿著憂鬱症的處方箋走了出來，一天兩錠Lexomil。

當時外頭下著雨。我們等著公車——計程車？想都別想。爸爸轉過身來對我說：「我和醫生單獨談話，我告訴他，要是這毛病會一直糾纏的話，我現在就尋個解脫。」

然後，他對我笑了。同樣的微笑。

幾乎帶有勝利的意味。

當他第一次向我提起那個念頭時，臉上並沒有微笑。那時我十三歲，每天早起，他也是。有天早上，當我們一起吃著早餐時，他擱下了杯子，認真地看著我。

「昨天我回到家的時候，你媽媽不在，而你們都在學校。整個屋子空空蕩蕩的。要是我有一把槍的話，一定會轟了自己的腦袋。」

接著，有好幾個星期、好幾個月、好幾年，每當我將鑰匙插進屋子大門的鑰匙孔轉動門鎖時，心裡總會想著，我即將看見我爸爸轟爆自己的腦袋，頭破血流地躺在沙發上，到處都是血。

我掀開了被子，走進浴室，打開綠色小盒子，一錠Lexomil落在我的掌心。該吃四分之一錠，還是二分之一錠呢？

二分之一錠好了。我咬碎口中的長錠，讓藥效更快發揮，接著吞了一口水，便上床睡覺。

塞吉輕輕地發出鼾聲。呼氣，吸氣。我照著他的節奏，調整自己的呼吸。他的平靜占據了我的內心。他所散發出的體溫也包覆著我的全身。

明天我與我爸爸的主治醫師有約。到時再看看。

我閉上眼睛。

我已經準備好面對這個夜晚，準備好迎接所有的夢魘。

這裡所謂的等候室，只是在走道兩旁分別擺放了幾張椅子就算了數。椅子上方的軟木板，以圖釘釘了幾張資訊與告示。

我獨自等著。芭斯卡兒人在外省，為音樂節進行準備工作。

我什麼也沒對她說。我要對她說什麼呢？說「爸爸要我幫他做個了結」嗎？

我對自己重複了這句話。這句話聽起來怪怪的，到底哪裡不對呢？是「爸爸」和「做個了結」嗎？

我聽見了腳步聲。兩個身影出現在走廊的一端，其中一個大，一個小。是一個男的，和一個女的。

你好。你好。

他們在我面前坐下。女的比男的年輕許多。原來是一對父女。他們倆有同樣的鼻子和眼睛，長相十分相似。

她附在他耳邊低聲說了一些話，他於是伸出一隻手摟住她，她順勢往他身上靠。

我看著他們，他們並沒看見我。

她將頭靠在她爸爸的肩上，閉起了眼。他緊摟著她，輕輕地搖著身子，動作細微得難以察覺，彷彿正極為溫柔地哄著她睡覺。

他守著她、護著她。她很安全，不會有任何危險。

在他身旁的她，身子顯得好小好小。

我的身高，很早就超過了我爸爸。

門開了。H醫生邀我進入。

醫生很年輕，身材豐滿。她有一頭長髮，笑臉盈盈。

辦公室內光線明亮，牆上掛著幾幅框起的複製畫。架上滿滿的書，辦公桌上有一台電腦。

我爸爸的病歷是藍色的。

H醫生針對我媽媽的健康狀況、他們夫妻的經濟來源、房子等方面，提出了問題，並且依據我的回答，在一張表格上快速地勾選空格。

「我們得知道，居家照護最終是否可行。」

她擱下了原子筆。

「不過，現在還不是時候。」

她盯著電腦螢幕。

「嗯，目前在治療上，我們會繼續施以Coversyl、Acebutolol（心施德錠）、Loxen這幾種降壓藥，當然還有抗凝劑，以及胺基酸多肽。」

她將扶手椅轉向我。

她要向我宣布一則好消息：我爸爸即將可以食用打碎的固體食物了。這對他的狀況很有幫助。液體還是不行，怕有誤入氣管的危險，不過給他凝膠狀的水喝倒是可以的。

她微微笑著。

「那看起來就像是果凍。」

我一個深呼吸。

「我爸爸對我說，他希望做個了結。」

她收斂起笑容。

她知道。他也這麼對她以及醫療團隊說過。不過她並不怎麼擔心，因為病患的這種反應她已經司空見慣了。她決定提高抗憂鬱藥的劑量：除了米安舍林（Athymil）之外，睡前再讓他服用利福全錠。

她背緊靠著扶手椅。

「不過，我不想給你們不切實際的幻想。如果您父親選擇自我放棄的話，就他整體的狀況以及年齡來看，是撐不了多久的。」

她嘆了一口氣。

「讓我們一起希望抗憂鬱藥劑能夠盡快發揮療效吧。另外，讓您父親感覺到親人的包圍與支持是很重要的。得讓他振作起精神，好嗎？」

她站了起來，將手伸向我。我的手潮濕冰冷。

「別擔心，一切都會很順利，通常這些病患最後會展現出頑強的生命力的。」

那個女孩依然頭靠著她爸爸的肩上，依偎著他。

我輕輕地打開病房房門。

我爸爸正睡著。

他的嘴巴微微張著，從喉嚨裡發出了穩定規律的「嘎」聲。

我端詳著他的臉龐。

我從來就不曾像這些日子以來，如此好好看著這張臉。

我爸爸的這張臉。

我媽媽只要一看見嬰兒，就會提到爸爸，說：「好像安卓喔。」然後接著說：「不過，每個寶寶都長得像安卓。」

當然那是由於他那豐潤的雙頰、近乎全禿的腦勺，小小的嘴巴與藍色眼珠的緣故——尤其是他的鼻子。一個鼻軟骨像是會永遠柔軟下去的鼻子，一個未完工的鼻子。

當我小的時候，我總是很想摸摸他的鼻子，可是我知道不能當真這麼做，因為他會痛。

後來，我爸爸才告訴我，在五〇年代時，隆鼻的技術並不算先進，而且手術讓人痛得要命。

我看過他年輕時代的幾張照片。照片裡的他，有個大大的尖頭鼻。要是他不說的話，我簡直認不出他來。

要是他一直保有那隻鼻子的話，會是什麼樣的男人呢？

他發出了一聲特別響的「嘎」，接著左腳開始躁動，整張臉也皺緊了起來。他睜大了眼，看似嚇壞了。

「爸爸，沒事的。我在這兒。」

他眼睛眨也不眨地盯著我看，接著將嘴巴嘟成了圓形。

他朝我伸出了左手。

「別丟下我。」

我喉頭一緊。

我真想轉下病床欄杆，扯下點滴和他身上的那些透明通心麵，將這個老寶寶一把抱起，並親吻他光禿的腦勺以及小小的頭顱，緊緊地摟著他，直到他不再害怕。

我不會丟下你的。

永遠不會。

我拉起他的手，他的手指握住了我的手指。在他重新入睡了之後，有好一段時間，我依然保持著同樣姿勢不動。我要我爸爸在睡著的時候，知道我仍然在他身邊，一直守護著他。

我和芭斯卡兒打電話聯絡了他的友人，以及其他親戚。我們將樓層、房號、會客時間告訴他們。不用帶蛋糕或是巧克力，因為他還不能咀嚼。要是真的想送他什麼的話，那就送花吧。

我爸爸喜歡見世面，他夜晚時總會出門。

他會去看電影、參加開幕式、聽音樂會，上館子，或是到其他我不知道的場所。

有時，他會不回家。

他中風的前一晚去看了甫上映的電影，還到一家新開幕的餐廳用餐。

他總是想要掌握一切消息。他什麼都想搶在「所有人」之前看過、聽過、嘗過——而這「所有人」也包括了我。

他經常在早上打電話給我，開口第一個問題就是：「你昨晚在做什麼？」要是我發現了一個他並不知道的場所或是表演，或是和一個他很想見的人用餐了，我便會察覺到話筒的一端是令人不快的沉默。對話結束。他掛了電話。

可憐的安卓。看到他這個樣子，真教人心裡難受。

喬—皮耶、米雪琳娜、蘿欣娜、米榭、佛朗索瓦，每個人都是眼眶泛淚地走了出來。

一開始，每當有人來看他時，他總是很開心。他聽別人對他說話，一切都很好。但是只要他想說話，不是說不出話來，就是說得零零落落的，沒人聽得懂，他幾乎都要哭了。

於是我與芭斯卡兒輪流充當起翻譯。我們觀察著他的臉，解讀他嘴唇的每個動作，注意他發出的每一個音。

懼。

在那些時刻之中，我們從他眼裡讀到的感激，幾乎不像他，因而令我們感到恐

芭斯卡兒帶了收音機給他，我替電視接上電源。我發覺他看不清楚，他閉上了右眼，怪異地轉著頭。

我們讓他試戴眼鏡與不戴眼鏡，結果都不對。

我們諮詢了眼科醫師。

我爸爸的視力幾乎沒有變化。問題就在於他的右眼無法記錄影像，或者該說是無法印出影像。

也就是所謂的「半邊忽略」。

因此除了復健治療、語言治療與職能治療之外，他此後還需要視軸矯正治療。

他不再想要任何人探望。

他拒絕進食。

*

他的餐盤上有一條棕色的肉腸、綠色的粥，還有一個咕溜晃動的血紅色果凍。

來，想辦法吃吧。

我又試了一次。他別過頭。食物落上了他的圍兜。來吧，我相信沒那麼難吃。我嘗了一口。呸！是肉，還是魚呢？根本吃不出來。

爸爸是美食家，他需要好吃的東西。芭斯卡兒的廚藝很棒，就由她負責處理。

我們利用護理站的微波爐熱長麵包，並且輪流替他送餐。

馬鈴薯焗烤牛肉，香草鮭魚，馬鈴薯泥、焦糖布丁、巧克力慕斯。但他還是什麼都不吃。

H醫生決定讓他恢復以靜脈營養輸液補充身體養分。當我一聽到「靜脈營養」（parenterale）這個詞時，眼前突然出現了我爸爸的雙親（parents），坐在埃爾柏夫飯廳的大餐桌前；我爺爺，正強迫他那有厭食症的小兒子尚路易，把肉火鍋的油脂吃下去。

這個場面，我爸爸在七月和我在餐廳共進晚餐時曾經描述給我聽。他放下刀叉，推開了餐盤。

黃色的油脂、尚路易哽咽及嘔吐，我爸爸冷若寒霜的臉，以及媽媽的一語不發；在丈夫面前，她噤若寒蟬。

時間都已經過了七十多年，但當時的情景依然令他全身發抖。

這一天，天氣晴朗，散發著十月的金色氛圍。

四樓的樓梯平台上排列著幾輛輪椅。其中十幾輛體積較小，只有一個簡單的靠背；另外兩輛體積較大者，則多了一個頭靠。這些輪椅依著由大到小的體積順序，整齊地排成一列，就像是一個龐大的鴨子家族，由鴨子爸爸和媽媽領頭帶著大家。

要是我帶我爸爸去散步呢？

我把他的輪椅推進陽光底下。我會在他的身後走著，眼裡將只看見他的頭顱。我一閉上眼，就看見了他的頭顱。我可以分辨出每點雀斑、每個斑點、每道疤痕。我知道哪裡長出頭髮，又哪裡開始光禿，也知道在略微扁平的後腦勺下方，接近頸子但在衣領上方之處，那裡的皮膚有少許的皺褶。

對於我爸爸頭顱的每一處，我清清楚楚。

「難道您不知道，您父親身子太過虛弱，還不能坐起來，甚至沒法讓他的身子挺起超過三十度？更不用說坐上輪椅了……」

護理師聳聳肩。
「因為他什麼都沒吃……」
病房裡很熱。電熱器簡直是滾燙的。我打開了窗戶。
「不要。」
我還以為他睡著了。
我走近他。
「嘶嘶……」交替式氣壓床墊開始消氣。光靠這種床墊就能預防褥瘡嗎？他定定地看著我。我把手放在他的臂膀上，他的肌膚冰冷。我注意到他手腕上突起的腕骨。
我爸爸正逐漸在衰弱了。
「你不能這麼把我丟著。」
他伸直脖子，仰高了頭。
「這……」
他抬了抬下巴，示意我看他的身體。
「全部……」
他的左手猛然抓住了金屬欄杆。他撐起身子，齜牙咧嘴地使著力。

「已經……」
「不是我了！」
他的話語，一字一字地，隨著一道口水，噴上了我的臉。
他頹喪地垂下頭。
這已經不是我了。
他的眼角出現了一顆淚珠，往太陽穴奔落，接著消失在耳朵附近——那個部位，以往他會故意讓鬢腳任意生長，好讓我們拿來取樂。
我不能讓他像現在這個樣子。
「爸爸，你想要我怎麼做？」
他立即給了我一個清楚斷然的答案。
「得讓我消失。」
這一次，我並不逃避。
他凝視著我，我凝視著他。
「好。」
除了這個之外，我還能對他說什麼？
他下巴稍稍生硬地動了一下。那是同意的表示。
他做了一個不耐的手勢，示意我可以走了。我看夠你了。

一時之間，我愣住了。

接著，我噗嗤笑了出來。

他回來了。

我走出了醫院，站在太陽底下，與空氣和陽光之中。我感覺到臉頰上有個潮濕的小點，那是我爸爸方才的口水些許殘留，淺淺淡淡的，像是親吻的痕跡。

幸好我有預約。時間雖然還早，但是餐廳已經客滿了。芭斯卡兒幾乎是安靜地坐在一張小桌子前，等著我。

一名服務生帶來菜單。我在「雞肉」欄中，隨意選了一道餐。我妹妹則是選了牛肉。麻煩您，兩份泰國啤酒。服務生走開了。

我拿起了一雙筷子，將筷子從紙包裝中抽出之後分開，而後兩隻手各執一支地相互敲打，發出「嗒嗒」的聲音。

「停。」

我停下動作。

「你要跟我說什麼？」

我捲著筷子的紙包裝，結果捲出了像是一葉虎尾蘭的東西。

芭斯卡兒從我手中搶下紙包裝。
「你夠了沒？到底怎麼了？」
我交纏著手指，免得手中的小牙籤筒也被搶走。
我妹妹直直地看著我。
我得跟她說。來吧，說吧。
「爸爸要我幫他做個了結。」
她身子雖然動也不動，可眼光從我的臉上移開了。
我鬆開了手指，我的雙手垂下並且保持不動。
「那你怎麼回答？」
「我說我可以。」
她的眼眶充滿了淚水。
「我想到了拉斐爾。」
我的外甥也深受嚴重的運動缺損之苦，並且還有言語表達困難的問題。打從小時候開始——他現在已經十七歲了——他便是由我爸爸照顧的；而他照顧拉斐爾遠比照顧我們還多。每一年，他都會帶著拉斐爾去旅行。無論是美國、印度、肯亞、塞席爾、摩洛哥或是義大利，到處都有他們倆的足跡。
「要是你不同意的話，我什麼都不會做的。」

她挺直身體，黑色大眼睛裡已經沒有了淚水。

「反正，那是他的決定，不是你的，也不是我們的。」

服務生端來了我們的啤酒。

我們倆開始喝了起來。芭斯卡兒喝了兩口，接著停下來。她的上嘴唇有啤酒泡沫。

「況且，具體來說，『幫他做個了結』到底是什麼意思？」

我差點抓不住玻璃杯。原來我竟然沒問過自己這個問題。

「我完全不清楚。」

我應該是一臉錯愕吧，因為她開始捧腹大笑。我也是。

「擦擦吧。你臉上那裡有啤酒泡沫……」

「你也是。」

我們一起把啤酒泡沫擦乾淨。

我們凝視著彼此，互相乾杯。

L' chaïm（猶太語）。敬生命。

瑪麗詠的車子從我身邊開過，她要把車子停在醫院前面。她有醫師的蛇杖標誌，所以不用擔心違停的問題。當她一看見我，便朝我做了個大大的手勢，接著走向我。儘管穿著套裝，她的走路姿勢抬頭挺胸；儘管高跟鞋跟敲擊人行道地面時，發出了生硬的響聲，向我走來的她，依然還是那個會爬樹的男人婆。

我們邊笑邊親吻著對方。無論任何時刻、任何場合，只要我們一見面，總是會開心地笑。

我在電話裡把我爸爸的要求告訴她。爸爸還在聖安娜醫院時，她曾經去看過他，並且還和主任談過。她向我證實他的診斷結果並不好。

「安卓！」

我爸爸的臉瞬間亮了起來。他很喜歡瑪麗詠（她的醫學院教授頭銜也讓他肅然起敬）。

我讓他們倆獨處。

兩條走廊交界處的小拱廊，改建成一個小會客室。此時裡頭已經有三名老邁的婦人，彼此背對背地在輪椅上坐著。其中兩個頭垂在胸前，正打著瞌睡。另外一個，眼神中帶有某種奇異的愉悅，低聲哼著歌曲。

我寧可到樓梯平台去。在一扇大窗戶附近，有幾張座椅，以及一張矮桌。我在一個龐大的圓柱形菸灰缸旁，坐了下來。

真想來根菸。

我已經有七八年不抽菸了，然而，眼神與這個早已不帶菸味的菸灰缸接觸的瞬間，菸癮又犯了。

一盒全新的菸。外盒膠膜撕開時，會發出劈啪的響聲。硬式紙盒蓋在第一次掀開時，會微微地抗拒不從。從彼此緊挨著的菸支當中抽出一支時，那支抽出的香菸，同樣也會微微地抗拒著，不願離開。

嘴唇間傳來濾嘴的厚實感；菸草的氣味，香菸紙的味道，以及火焰。

最後，再深深、深深地吸氣。

我整個胃、整個人，都燃燒著一股渴望。

我需要一盒香菸，而且現在就要。

瑪麗詠突然出現。「我在找你呢。」

助理護理師進病房幫我爸爸換衣服，她只好離開。

他很平靜，而且精神奕奕。她也覺得他語言表達進步了許多。他向她表明自己想要做個了結，說自己已經活過八十八歲，已經夠了，所以問她能不能做點什麼。

「我告訴他，要是他的狀況出現惡化，我會接手診治，然後到時再說。」

她對我微笑。

「啊，我忘了最重要的事情：聽值班護理師說，他開始進食了。」

她走向電梯。

「來，我們去高級酒館喝一杯吧。」

醫院入口前，有兩名醫生正站在她停車的地方抽菸。當我走過他們身旁時，故意停下了腳步，趁著幾秒的時間，猛吸著他們的香菸煙霧，接著一屁股坐進我老友的汽車皮製後座。

她發動車子。

我趁勢靠上了頭靠，閉上眼睛。

我爸爸重新進食了。

我嘴巴裡有股淡淡的菸草味道。

我想，待會兒要點一杯威士忌。

塞吉推開了盤子。

「我不懂，為什麼你爸爸要求自己的女兒，也就是你，做這種事情？」

他站起來，開始收拾桌子。

「就是因為我是他女兒。」

餐具在洗碗機裡猛力地相互撞擊。

我試著站起身子，可是我的腳有如千斤重。我和瑪麗詠在晚餐時喝了兩杯威士忌，還喝了一些葡萄酒。

真的是喝太多了。

他的女兒。

我頭好暈。

那一年，我們倆在英國。我預定七月時要在某間中學待一個月。在送我到那裡之前，我爸爸想要去找一個好幾年不見的表姊。

她住在鄉下，於是我們搭上了火車。

才一坐上車，他便呼呼大睡。

火車在某站停靠。汽笛響了。火車顛簸幾下之後便重新開動。他張開眼。我們就是得在這一站下車。但太遲了，火車已開離車站。他火氣來了，對我破口大罵。

當時大部分的英國火車車廂都有門可以直接下鐵道，我爸爸打開門。

「跳吧。」

車子略略加速了。

我爸爸先跳，他摔到鐵道上。「噢！」

我緊抓著金屬立柱。

火車速度愈來愈快。
我爸爸大喊：「快，笨蛋，快跳啊！」
我身子動彈不得，我的雙腳簡直有千斤重。
我看見整條鐵道上，滿布著大石塊、小石頭以及斜坡。
我跳了。

我已經忘了那位英國表姊，但還記得她的浴室裡，那個略微缺角的洗手槽，還有會使傷口刺痛的九十度酒精敷料紗布（我想，我應該哭了），還有她替我包紮手和膝蓋的大繃帶，而我爸爸則在一旁重複哼唱著：「沒什麼。Nothing at all！」

「你還記不記得，在英國時，你帶我去見喬依絲．里佛德？」
他雙眼發亮。
「對啊。那個火車！」
他開始笑。
他顯然好多了。

我進入巴黎大皇宮，把邀請卡交給引坐員。

我一如往常地從橫向開始。

通道A、通道B、通道C。

我走進一間畫廊，再走出去；進入另一間畫廊，再走出去，以此類推。

我行走、前進。有人停下我的腳步，對我爸爸的缺席表示訝異，我做了解釋。我在紙上草草寫下伯卡醫院。三樓。三八〇號病房。接著對方露出難過的表情。請告訴他，我們很想念他。

又走回A。又到了B。我在不經意之間一直循著原路走。

繪畫、素描、雕塑、照片、影片、裝置。一切都失去了分別。

我覺得不舒服。

這是我頭一次進入沒有爸爸在場的當代藝術國際博覽會。

我什麼都看不見，也無法專心欣賞。

有什麼用呢？

通常，我一定打他手機，而他也一定會立刻問我：「你看到了什麼好東西嗎？」接著，我們會約在這間義大利畫廊碰頭。我會給他看左邊牆上那個理察德・隆❷的小型雕塑作品：一塊大理石上頭有幾個淡淡的、乾掉的泥土印。他會聳聳肩，「當然了，這作品我很熟。」接著，他會對我微笑，為著我們倆都注意到了這件作品而開心，或許還因為比別人搶先一步看見而更加開心。

我走近那件作品。那塊石頭看起來幾乎是柔軟的，而泥土顯得透明、輕薄。要是我對著這石頭吹氣，它鐵定會飛走。

我的視線開始模糊。

我要離開這裡。

我跑向出口，一個男人猛然出現在我面前。「我還在想，怎麼還沒遇見令尊呢？」我沒有答話就跑了。

「你有看見什麼好東西嗎？」

他正在吃午餐，脖子上圍著一大條天藍色的塑膠圍兜。

「一個小小的理察德．隆雕塑作品。」

他鬆開了手裡的湯匙，開始搖頭，並且愈搖愈快。

這動作好嚇人。

他閉起了眼睛。

我將手覆上他的左手手臂。

「大家都問我關於你的消息。」

---

❷ Richard Long，一九四五年——，英國環境藝術家。

他的情緒稍稍平復。

「有誰呢？」

我逐一唸出名字，還擅自增添了幾個。

他不再搖頭。

「我把你的房號、樓層什麼的，全都告訴了他們。你就要有訪客了。」

他張開了眼。

我把湯匙遞給他，他重新吃起了飯。

最後，我還幫他把罐子裡的果泥刮乾淨。

他終於可以喝水，但是只能喝沛綠雅礦泉水，因為在吞嚥的時候，礦泉水中的氣泡會反射性地引發收縮，能避免誤入氣管的危險。

我爸爸睡著了。

他的左腳擱在被單上，一條白色的固定襪從下到上套到了大腿根。

我該抓著他的腳踝稍微抬高，再抽出被單，把被單重新蓋好，然而我卻只是楞楞地看著這隻細瘦、微微彎起的腿——這個纖細、布著一個個小小凹陷的膝蓋，以及這只白色襪子。

就像新娘襪。

我爸爸張開了眼，皺起了臉，彷彿感覺到嘴裡有怪味道，接著又睡著了。

我不想吵醒他，所以離開了。

路上，一輛金屬灰色的雙門小轎車緩緩地開著，尋找車位。看起來像是G．M的車子。我隱約看見了一張蒼白的臉，有可能真的是他。快！我回頭在人行道上奔跑。雙層門開了，我穿過大廳。電梯停在別的樓層，所以我爬樓梯，二樓、三樓、四樓，西側走廊，我爸爸的病房到了。他仍然在睡。我抓住他的腳踝，抽出了被單，重新拉起，蓋住他下巴以下的身體。

並且在不驚動他的情況之下，將被單的邊緣塞進了他的身子底下。

現在，我可以離開了。

我唸《世界日報》上的一則長篇報導給他聽，內容是關於聖羅蘭與貝爾傑珍藏（collection Bergé-Saint Laurent）即將進行拍賣的消息，而我的表弟佛朗索瓦會是那場拍賣會的拍賣官。

他認真地聽著。

氣色真的很不錯。

我讀完了報導，將報紙闔起。
「我很好奇，想看看那過程會是什麼樣的情形。」
我打了個哆嗦。現在是十月，而拍賣會即將於二月底舉行。
那就是四個月後了。
或許，那就是表示他已經不再有那個念頭了……
「你可別以為我改變了心意。」
他直直地看著我。
「我猜，你根本沒有安排那件事？」
他的表情嚴厲。
我低垂著眼。
生平第一次，我感覺自己在他面前就像是個不聽話的孩子。
他其實並不是個專制的爸爸。
我的成績單，他只會匆匆看過。他的簽名——如果我的成績好，那麼他的簽名會比較長；要是成績不好的話，就會比較短——是他唯一的評論。
之後，我不想念大學，他也沒強迫我。
他從來沒處罰過我，但我倒也沒給過他這個機會。當我十幾歲的時候，並不跟朋友出去。我體重有八十五公斤，每晚只會坐在電視機前。

但是他從來沒禁止我過什麼。

那年我們從愛爾蘭旅行回來，我十五歲，身材很胖——如同我爸爸說的：龐大。他甚至不以為然地聳聳肩說著，我想你連個男生都沒本事誘惑。

我抬起頭。

他的視線依然停留在我身上，緊緊地跟隨著我不放。

別這樣。放過我吧。

一道陽光射進了房裡，瞬間照亮了椅子上擺的那個黃色大枕頭。

我突然覺得很熱，得打開窗戶才行。可是我並沒有任何動作。

我無法將眼光從這個圓鼓鼓的枕頭移開。沉浸於光線中的它，像是有了呼吸。

我用力握起了手指。

那不難的。

棉花的輕柔，羽毛的柔軟，就像一朵雲。你不會感覺到任何痛苦的。

就是那麼簡單。

剎那間，整個房間暗了下來。那道陽光消失了。我於是什麼都看不清，包括那個枕頭，以及我爸爸的眼睛。

我緊繃的肩頭頓時放鬆，我輕輕地吁了一口氣。

＊

我走出地鐵。那座廣場依然如此平靜、明亮。我走過古董商行的綠色走廊，在一家香菸店——我以前是那裡的常客——對面前的第一個紅綠燈，穿越了馬路。

天氣晴朗，陽光曬得我的背暖呼呼的。

我聞到了印度雜貨行的那股香氣。

矯正鞋、洗衣店，以及洗衣粉與柔軟精的氣味、動物醫院。一切都維持原樣。

我就算閉著眼睛，也可以走到我想去的地方。

眼前是上坡路段。

我腳步急促地走著。

我等不及要重新感受他的存在與他的靜默，以及那個保護我的寧靜大房間。

我感覺到自己的膝蓋與大腿正奮力地爬著坡。

曾經有一天，我計算過得要走上四百九十六步才會抵達那裡。

我不經意地看見街角那間大藥局的玻璃櫥窗上，映出了自己的影像。我的氣色真的不好。

他一定會想，我變老了。

那他呢？

電話中，他的聲音聽起來一如往昔。

那家窗簾低垂的酒吧；門面有些黯淡的刻印行；鞋店櫥窗裡的那幾雙大型小丑

鞋；一家新開的餐廳。就在那兒了！

A2496。我按下了密碼。以前，根本不需要密碼。

「滋……」以前也沒有對講機。

也沒有女看門人，因為他的小屋四周築起了牆保護。

他養了一隻白狗，每回看見我，這隻狗總是會吠叫。

牠現在應該已經死了。

狹小庭院中的玫瑰樹，依舊開著玫瑰花。

踩過一級高的階梯，我走進小小的等候室。

軟墊門的另一側，傳來了細碎低語聲。我認出了他的聲音，以及一個女性唉聲嘆氣的聲音。

我翻著包包，幫自己上了點腮紅和唇膏。

當我描著眼線時，手停下了動作。

不，不要眼線筆，也不要睫毛膏，什麼都不要。

在我以前接受心理分析的那些年，我從來沒有頂著眼妝參加任何一場治療。

以免我哪時哭了。

鑲木地板嘎吱作響。一陣簡短的騷動。一名女性的高跟鞋鞋跟，在庭院裡喀喀敲著。哎，走開。

現在輪到我了。

門推開時，發出了一股低低的刮擦聲。

「你好。」

他的頭髮都白了。

他對我微笑。

他那令人感覺舒服的笑容。

我認得他那短促而溫暖的握手。

他指著他面前的扶手椅，而不是那張沙發，要我坐下。

接著，門關上了。

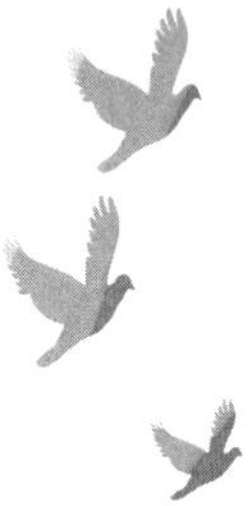

一、二、三，開始。水好冰。我凍得說不出話來。快，手腳滑動、拍水，我擺動著身體。感覺溫暖多了。

我將頭探入水裡，看見岩石、深色水草、海膽，以及幾隻小魚。

冰冷的水溫，令我的太陽穴緊繃不適。

我開始游起泳來。

我用盡全力地游向那邊的白色沙灘，游向外海。

我一人在海中。現在是十一月十一日，沒有人會下海游泳。

塞吉站在沙灘上，視線一直跟隨著我不放。

我朝他打了個手勢，讓他知道一切都很好。

我伸直了手臂與腿，大大地伸展著身體。

是的，一切都很好。

水沿著我的身體滑過，洗滌了我，將黃色枕頭、那個身材龐大的青春期女孩，以及我爸爸的頭顱等所有一切，全都帶走。

關防小徑太狹窄，容不得我們比肩同行。安娜走得很快，我尾隨著她。她跨過一個水坑，閃過一塊大岩石；我猛盯著她腳下那雙白球鞋，同時不忘學她的動作。她連轉身也沒有，便直接問起了我爸爸的狀況。

中風，憂鬱症，我把什麼都告訴了她。

從她頸部與肩膀的緊繃程度，我知道她確實在聽我說話。

他要我幫他做個了結。（Il m'a demandé de l'aider à en finir.）

我不確定自己是否於夕陽西下時，在這條散發著尤加利樹與咖哩氣味的小徑上，開口說了這句話。因為其中所包含的m、l，和d音，這句話第一次令我聽起來覺得悅耳。

他要我幫他做個了結……

安娜沒有放慢腳步。

我緊跟著她，距離如此之近，以至於我看見了在她的右肩胛骨下方有一隻小蟲，被她那件天藍色毛衣的羊毛纖維給纏住了，正掙扎著想要脫身。安娜猛然停下腳步，我差點一頭撞上她。

近乎玫瑰色的天光令她的表情顯得更加柔和。我聽見了水流潺潺彷彿近在身旁。安娜對我微微一笑。

「你把這些事情對我說，是好的。」

長久以來，她便是某個支持人人有權決定死亡的協會當中的一員。

「我會幫你的。」

我們開始往回走。空氣變涼了。夜晚已然來臨。我們遠遠看見了那棟房子：每個房間都亮著燈，因為我們人數眾多。

這一定會是一場愉悅和樂的晚餐聚會。

我餓了。

他一口也沒吃，食物都涼了。

我不在的那幾天，每天都會打電話給芭斯卡兒，而她每次都對我說，他的進食狀況十分理想。

「你不餓嗎？」

沒有回答。

事情不對勁。

當我一進房，他立刻別過頭去。當我俯身想吻他的臉時，他也毫無任何動作。

我倒也沒有太在乎，因為我得了重感冒，不想傳染給他。

也許他是氣我離開了五天。

可是我明明出發前還問過他想不想要我留下來，只是他回答：「想都不想。」
「你怎麼了？發生什麼事了？」
我繞到床的另一邊去，他又把頭別向相反的一邊。
彷彿不想讓我看見他的臉。
「爸爸，看著我。」
「別管我。」
我不知道該怎麼辦才好。我楞楞地站著，還不停地流著鼻水。
「你走吧。」
我會的。不過在臨走之前，我從床頭几上抽了一張面紙，擤了擤鼻子。
鼻子頓時通暢多了。
接著，我聞到了味道。
我怎麼沒能早一點聞到呢？
我爸爸應該泡在糞堆裡好幾個小時了。
「你沒有請人來幫你換嗎？」
他沒回答。他哭了。
我打開窗戶。
我媽媽總是說：「安卓乾淨得過分了。」

在二次大戰期間，我爸爸借道西班牙到倫敦去，要加入自由法國軍隊的行列，結果被俘虜，囚禁在埃布羅的米蘭達集中營裡。他經常說給我聽的是，他在那裡染上了痢疾，結果因為沒有衛生紙，於是拿身上僅剩的鈔票擦屁股。

我到護理站去，結果遇上了用餐休息時間。

晚一點會替令尊更換。

在回到病房之前，我確認房門上方的紅色呼叫鈴是亮著的。

「別留在這兒。」

我走近他，把手貼上他的手臂。

我不會走的。

我在窗戶與病床間坐了下來。

是因為感冒的關係，所以我不覺得那股味道很噁心嗎？

我爸媽在浴室時幾乎從來不關門。我和芭斯卡兒不時會看見我爸爸赤條條地在浴缸裡，或是站在洗手台前。

有時甚至是蹲馬桶。

他一點兒都不覺得不好意思。

我們也是。我是這麼認為的。

因為我不曾和我妹妹談過這件事。

我聽見腳步聲在走廊上響起，而後愈來愈遠。

就算沒什麼用，我還是又按下了呼叫鈴。

沒有人來。

餐盤上的那道棕色的薯泥已經凝固了。

好，我把這些都清掉吧。

真是受夠了。

我推開小浴室的門，打開了燈。燈光先是閃爍了幾下，而後才定住不動。

有東西拂過了我的臉。原來是從天花板垂下的病患吊架托帶。

塑膠凳子上擺著一塊新的尿布。

在我眼中，這塊尿布顯得無比巨大。

前襠的填塞部分，就像是一條龐大的白色舌頭。

不，我沒有辦法。

我按熄了燈，再關上門，接著回到位置上坐著。

我們一起等。

我們等了兩個小時。

H醫生對這個突發狀況真心感到抱歉，這家醫院目前有人手嚴重不足的問題。不過我不用擔心，因為她會注意不讓這種事再度發生。

我回到家的同時也打開了電腦。安娜寄來一封電子郵件。她已經聯絡了協會代表，也向對方解釋過我的情況，並且還附上了我的聯絡方式。

那名代表很快就會打電話給我。

有那麼一會兒，我看見了在泰國餐廳裡，那個上唇掛著啤酒泡沫的芭斯卡兒。

「況且，『幫他做個了結』具體上來說，到底是什麼意思？」

我注視著那幾個白底黑字：那名代表很快就會打電話給你。

這是具體的。

我眨眨眼。電腦螢幕令我眼花。

我關機。

螢幕上出現了一個灰色長方形的對話窗。

您真的現在要進行關機嗎？若您沒有進一步動作，系統將於51秒後自動關閉。

開始倒數。

我不動。

真的要幫爸爸做個了結嗎？

6、5、4、3、2、1。

0。

我猛然站起。房內全然寂靜，毫無任何聲響。我沒聽見塞吉的聲音，他沒有打呼。萬一他沒有了呼吸呢？我發覺他散在枕頭上的頭髮，比夜晚更加漆黑。

他一動也不動。

我朝他低下身子，將臉頰貼上了他的嘴唇。沒有任何氣息。

我摸了他的手臂。他的肌膚冰冷，整個人仍然一動也不動。

「塞吉！」我搖晃著他的身體。「塞吉！」我幾乎是大吼著他的名字。

他終於動了。「怎麼了？」

我沒有回答。我的牙齒打顫，並且渾身發抖。

「你發燒了。」他貼在我額頭上的手，感覺涼涼的。

他開燈，下床，帶了一杯水和兩顆退燒止痛藥回來。我吃了藥。

他重新躺下，並且緊緊地摟著我。

我的上下顎鎮定了下來。

聽診器冰冷的觸感令我打哆嗦。我們的家庭醫師如同以往地笑容滿面，他的身上散發出一股好聞的氣味。我大概是得了流行性感冒，沒什麼的。他開給我退燒用的鎮痛消炎藥。而我需要的除了休息之外，還是休息。

「嗡……嗡……嗡。」我嚇了一跳。我的手機震動，並且閃著亮光。我從跳動的藍色螢幕上看見了一組陌生的電話號碼。

在回撥之前，我就已經知道是她。

她自我介紹，她是協會的艾里安娜・朱瑟姆。

她的聲音聽起來有些悲傷。

我下了床，光腳丫底下的鑲木地板冰冰涼涼的。

她問我問題。

我什麼都告訴了她：中風、憂鬱症，以及我爸爸認不出自己。那已不是他了。

我走近客廳窗戶，外頭已經是一片黑夜。我隔著紗窗簾，注意到馬路對面有一道變幻不定的電視機光線。艾里安娜・朱瑟姆嘆著氣。

「如果我沒弄錯的話，令尊並未受到『身體上』的折磨？他沒有接受像是嗎啡、類鴉片之類的三級止痛藥治療？」

「沒有。」

話筒的另一端沉默著。

我屏住呼吸。她就要對我說，很抱歉，但在這種情況下，協會無法幫我的忙了。

我的手心直冒汗，濕漉漉得讓手機幾乎都要滑脫了手。

「您知道的，在法國，自從文森．漢貝爾[3]與香塔兒．施碧兒[4]事件之後，一切就變得困難許多。以前，這種事情不用說，做就是了，然而，現在……」

另一邊，電視機螢幕投射出幾道閃光，想必是槍枝子彈發射吧。

她向我解釋「雷歐納提法」[5]、罰金，以及醫病關係的僵局。

「回到令尊的問題，我們在這裡似乎什麼都不能做。」

對面發出了一連串的閃光。機關槍連射，手榴彈投擲、爆炸，使得乳白色的紗窗簾變得熾白。

「你們得去瑞士。我可以把你們的聯絡方式給與我們有聯絡往來的協會，負責的那位女士很了不起，到時你們就知道了。」

馬路的另一頭，爆炸已經止息，螢幕暗了下來。一定到處都是鮮血、屍體碎塊，以及一種唯有傷者的呻吟時而擾亂的恐怖寂靜。

「別擔心，反正我會陪你們一起去的。」

頓時，我聽見了我爸爸的聲音，說著：反正，我就是不要這個女人陪我們一起去。我的雙腿發抖，我是沒辦法回到床上了。

*

我一直處在半夢半醒之間。

偶爾，打開了眼睛，看到手機在身旁，半塞進了蓬鬆的羽絨被裡。這個小巧的黑色手機，看起來就像槍托。

「啊，是我。

還是要跟你道聲好啦。」

我俯下身想親他，他微微地撇過頭去。但我才不管呢，還是親了下去。

---

❸ Vincent Humbert，一九八一——二〇〇三年，二〇〇〇年因為一場嚴重車禍，導致全身癱瘓，並失去視力與言語能力。由於自知治癒無望，並且無法承受如此往後人生，於是在他人協助之下，寫信向當時法國總統席哈克請求「死亡權」，但遭拒絕。二〇〇三年，其母瑪麗透過菲德列克．香索伊醫師協助，為他注射致死藥劑。二〇〇六年，瑪麗與醫師同獲不起訴處分。

❹ Chantal Sébire，一九五五——二〇〇八年，法國教師，因罹患嗅神經母細胞瘤此一罕見癌症，導致劇烈痛楚與嗅覺、味覺喪失，並於死前六個月喪失視覺。她不願意自殺，因此向司法與當時總統沙科吉提出「尊嚴死亡」的請求。她的死亡與媒體的報導放送，引起了法國對於安樂死議題的廣泛辯論。

❺ la loi Leonetti，在漢貝爾死亡之後，法國於二〇〇五年通過雷歐納提法。其條文明白排除人民享有死亡權，禁止積極安樂死制度，但同意醫師可以決定停止無效治療；該法還強調必須尊重病患本人的意見，在病患無法表達時，應由醫生做決定，但需要與其他醫療人員合議，還要和家屬商量，不能由一位醫生單獨做主。該法還要求醫生在停止無效治療後，用藥物減輕患者的痛苦，保護患者尊嚴，陪同患者親屬。

因為怕感冒病毒傳染給他，所以我一個星期沒來看他。而他不怪我出外旅行，反而氣我生病這回事。

「你在生我的氣嗎？」

「勉強算吧。」

我微微笑了。我喜歡我爸爸說勉強算吧，他自己也知道。

床頭几上有兩盒巧克力和一盆蘭花。

「有人來看你嗎？」

他搖頭，「一點意思也沒有。」

「我有消息要告訴你。」

「什麼？」

他沒有動，可是看起來像是一下挺起了身子。

我把和專員的通話內容說給他聽。

當我向他解釋，這檔事在法國進行的話，風險太大時，他打斷我：

「對誰的風險太大？」

「我。」

哼。他聳了聳肩膀。

「那要怎麼辦？」

聲音聽起來有明顯不耐。

「我正在等某個瑞士的組織打電話來，我們可能得去那裡。」

他抬起頭。

「去瑞士？太好了。」

接著，他打起了呵欠。一個又長又響的呵欠。

呵……啊。

他以前在放假時，經常這麼打呵欠，他會說：「我在放鬆。」

他垂下了頭，閉上了眼。

他那張圓呼呼的臉，有些皺巴巴的。每個寶寶都長得像安卓。

那名瑞士女士的聲音聽起來有些顫抖，我想像她應該已經上了年紀。她說法文時，腔調頗重。半身不遂，抗憂鬱藥、尿布，我又開始敘述。一個字一個字咬字清楚地緩慢說著。

當我才準備要說出這句他要我幫他做個了結時，她打斷我。

「所以，令尊想要結束生命，是嗎？」

她說結束生命，而非做個了結。

「喂？您有在聽嗎？」

有啊。

她提議下次到巴黎時，也就是三個星期後，要和我們見個面——首先是我和芭斯卡兒，接著是我爸爸。

好的。

她問我們是否願意幫忙分擔她的車馬費與住宿費，金額是三百歐元。

當然了。

「那麼，我們就約十二月十二日，上午十點，在我住的旅館見了？」

我記下來。

「那麼，貝爾南女士，祝您今天過得好囉。」她掛斷電話。

我怔怔地看著我的手機。

算一算，我爸爸已經差不多有兩個月沒有打電話給我；我的手機螢幕有兩個月沒有顯示他的電話號碼了。

我按下了那本攤開的綠色書本——我的手機通訊錄鍵。

我爸爸排在第三位，就接在塞吉與我妹妹之後。

06 07 87 08 84

André（安卓）

剎那間，我的嘴裡突然冒出了威士忌的味道。

那是不是七年前，我和芭斯卡兒在我爸爸於加護病房半昏迷時，所喝的威士忌？當時，我們姊妹倆在我住的一間低天花板，室溫也偏低的小公寓裡。我們才剛接到我爸爸因為院內感染併發靜脈炎、「性命垂危」的消息。芭斯卡兒向我坦承，自己的人生中不能沒有他。

手機螢幕變暗，即將轉為待機模式。我還看得見8的小圈圈，以及「A」上面的尖角。

接著，什麼都看不見了。

就是這樣。

沒有我爸爸的人生，就會像這樣，一片黑暗與靜寂。

我一貫地輕手輕腳進入病房，免得可能吵醒他。我朝病床上前走了幾步，接著猛然停下：欄杆已經放下，床單平坦。沒有人。

「小曼！」

我轉過身。

我爸爸坐著。

他穿著他的深綠（他是這麼說的：似綠非綠）格子襯衫以及米色褲子。

我眨了眨眼。

有那麼一會兒，我感覺一切又回到了從前。我爸爸會站起來，而我會送他回家。他會踩著略微外八的步伐，在走廊上碎步疾走。當我們下到一樓，他會對我說：「不需要搭計程車，83號公車就可以直接到。」我們會一起笑出來。此時，我的身體沉甸甸的。我將身子往床上一倒，「嘶嘶……」身體底下的防褥瘡床墊開始自動充氣。

我打了個呵欠。

躺平身子，又打了個呵欠。

「你怎麼了？」

「我在放鬆。」

我爸爸開始大笑。

哎，我的爸爸。

H醫生看法偏向樂觀。她說我爸爸的身體有辦法坐著，目前先坐一小時，再逐漸加長時間。她一邊敲著鍵盤打著診斷，一邊表示：若沒有意外的話，他兩個星期後就可以離開這裡。
我和芭斯卡兒同時挺直了身體。
「是說可以回家去了嗎？」
她搖頭。
不是。他還需要其他養護中心的照顧，她建議我們去一家我們都知道的診所。我媽媽五年前股骨頸骨折時，就是在那家診所進行療養的。
H醫生提議將我爸爸的病歷轉給她的同業J醫生。那位女醫生是診所專員。
她遞給我們一小張紙。
「替我和新任主任T小姐約個時間吧。」

下雨了，可是我不在乎。我哼著歌，走到了公車站前。車來了。「晚安。」公車女司機向我微笑，我刷過了我的悠遊卡。
最後一排右邊的座位是空的。
那是我最喜歡的位置，年長者以及孕婦幾乎不會走到這麼後頭的位置。
我坐了下來，背倚著隔絕馬達的隆起硬殼。
保護層的溫度幾乎是熱的。
抗憂鬱藥發揮了效用。我爸爸好多了，他即將離開伯卡醫院了。

再也沒必要與協會聯絡，也不用去瑞士了。

我閉上眼。

引擎抵著我的肋骨部位，隆隆作響。

一切都會很順利的。

芭斯卡兒打電話聯絡我爸媽那間房子的大樓理事。如果要在升降機停靠的半層樓與他們的樓梯平台之間裝設樓梯升降椅的話，得先提前組織一個臨時共同所有人代表會。

我與一家醫療器材公司約了時間，要像在伯卡醫院一樣，在浴室與臥房的天花板裝設軌道搬運機。

我與塞吉趁著聖羅蘭收藏的物品與繪畫作品送到佳士得拍賣之前，一同去參觀這位設計師位於巴比倫路上的公寓。我認真看著眼前的所有東西，我觀察每個人，我嘗了自助餐檯上的每塊奶油小點心。我想要明天能把這一切全都說給我爸爸聽。

我沒睡，就只是準備著我的敘述內容；我還起身兩次，去記下一些細節。

我一個人在黑暗中咯咯笑。

我相信，一定可以逗他笑的。

「瑞士那邊沒有消息嗎？」

我都還沒來得及開口對他描述那座庭院。

我沒回答。我不知道該說什麼。

「我在問你。」

「沒有，一直都沒有消息。不過，我們正忙著重新布置那間公寓，這樣就能讓你可以……」

「別用這事煩我，我不要回去。」

他氣呼呼地搖頭。

「讓我靜一靜。」

我拿起我的包包。

「把刮鬍刀片帶來給我。謝謝。」

在關上門之前，我看見他那小小的身軀，整個裝進了海藍色的大型輪椅裡，淚水不禁湧上了眼眶。

我緊緊挨著塞吉，他手臂環著我。我隨著他的韻律呼吸，然而這一次，睡意並沒有來襲。

我動作輕柔地掙脫他的懷抱，悄悄地下床。

我打開浴室的燈。塞吉的刮鬍刀就放在洗手台邊。我爸爸的刮鬍刀和這把式樣相同，在如同眼鏡蛇頸子般變寬的黑色金屬握柄上端，三枚細薄的刀片平行排列。

他能夠用這個割腕嗎？

我左手拿起了這把刮鬍刀，往自己的右手腕湊去。再近一點。再近一點。

哎！我割傷了。

傷口雖然淺，但流著血。

冷水。殺菌止痛噴霧。ＯＫ繃。

電腦的開機警示音在黑夜中迴盪。這聲音，我從不曾聽得如此清楚。對我來說，與其說那是警示音，不如說是某種和弦。我會問問芭斯卡兒，她一定會知道的。我輸入了那個瑞士協會的名稱。協會首頁版面十分簡潔，左側上方有一小張平靜透明的海洋照片。照片下方以同樣的藍色標示著兩個名字——其中一個是那位女士的——還有郵政信箱，以及聯絡處（字體下方還劃線標示）。正中央是一欄德文。右邊，除了一大片空白之外，什麼都沒有。

有一會兒，我以游標在螢幕上隨意亂點，然而這個黑色箭頭，只有點選到某個我不想填寫的表格連結時，才會變成白色的小手。
協會網站只是一張網頁而已。
我該去睡覺了，可是我依然坐在電腦前，雙眼緊盯著一個很長的字。這是唯一的粗體字，看起來就像一隻停在文字內容中間的陰森蜈蚣。
Selbstbestimmung
這字是什麼意思？
我點選了存取迷你應用程式的平台，跳出一個如南部海洋那般藍的長方形視窗。
譯入語：德語。
譯出語：法語。
S-e-l-b-s-t-b-e-s-t-i-m-m-u-n-g，我很認真一個字母一個字母地打出了那個字。
我倒抽了一口氣。
「自決。」
房間內一片靜寂。我吞下了四分之一錠的Lexomil，而後又吞了四分之一錠。塞吉的身軀溫暖。
有那麼一會兒，我又看見了那個灰藍色的小方格，可是那個方格轉瞬消失了，黑色的自決倏地出現；字體忽而清晰，忽而扭曲。自毀，終結者，爆炸，地雷區。

我的頭爆炸了。

等候室內光線明亮，氣氛愉悅。一張獨腳小圓桌上頭疊放著幾本電影雜誌，我拿起最上頭的那一本，隨意地翻著。《我和我的小鬼們》❻的觀影人次已經達到一百五十萬，而我爸爸是這一百五十萬名觀眾的其中之一。他在中風的前一夜，便是與G・M一起去電影院看晚上八點那一場。當放映廳內燈光一暗之後，他肯定睡著了。這幾年來，無論是在電影院或是電視機前，他幾乎都會睡著。他闔上了眼皮，下頷鬆弛。我們會聽見一聲聲低低的喉音，生硬簡短地響起。他的頭垂在胸前，接著猛然抬起，而後再次垂下，如此重複。芭斯卡兒學他這個樣子學得很像，總是逗得我們哈哈大笑。

「艾曼紐・貝爾南。」

黑色尖頭漆皮皮鞋。我的家庭醫生站在我面前，對著我微笑。我站起來。他握了我的手。我走在他身後，聞著他走過後留下的那股淡淡古龍水香味，跟著進入了他的辦公室。

他坐進了扶手椅。

「您怎麼了？」

左側前脈絡膜梗塞、無症狀內頸動脈瘤、偏癱、憂鬱症、我爸爸要我幫他結束生命、協會、香塔兒・賽比爾、刮鬍刀、瑞士女士、還沒有告訴任何人的十二月之約。我把一切全都告訴了他。

他身體傾前、手肘支著辦公桌，專注地聽我說。

好幾次，他的電話響了，但他並沒有要接聽的意思。

「我撐不下去。」

他手指交叉地握起雙手。

「令尊除了您之外，沒有其他可幫忙的人嗎？」

這問題，我早就想過了。他最好的朋友丹尼爾其實可以，只是他的身體虛弱，我想他不久之後要接受心臟手術。

「沒有。」

「如果您拒絕的話，會有什麼情況發生呢？」

棕色薯泥、綠色粥、當湯匙湊近他緊閉的雙唇時，爸爸便會直搖頭。我那逐日蒼白、消瘦的爸爸，會不停地搖頭。

然後，再也不能動。

就是這樣的情況。

---

❻ *Entre les murs*，二〇〇八年法國電影，由羅宏・康鐵（Laurent Cantet）執導。

＊

我把處方拿給藥師。

「我可以給您學名藥❼嗎？」

可以。

我看著那一盒富魯歐西汀（Fluoxétine）。

如此一來，塞吉就不會知道我吃的是百憂解。

每天早上服用半顆，要是沒有出現任何不適，一星期之後，劑量便增加為一整顆。總共得服用三個月。

從現在算起的三個月是十二月、一月、二月。

我渾身顫抖。眼前突然出現了一張法國地圖。這張地圖，就跟在我的教室牆上掛著的那張一模一樣，一片綠色之中，有粉紅赭石色的高低起伏，以及如同血管分布的河流。我看著通往瑞士的斜向路線，看見了自己與芭斯卡兒，我們帶著裝在一個黑色大布套裡的爸爸，回頭往巴黎的方向走。

沒有生命的爸爸。

這白色藥錠很容易分成兩半。

還會在我的舌頭上，留下淡淡的茴香味道。

我爸爸認識診所隸屬的集團主席。昨天，當他一到診所時，病房裡已經有花與巧克力等著了。

他現在也有一台全新的灰色輪椅。頭靠、可傾斜椅背、防褥瘡坐墊、右臂部位裝上偏癱固定托、腿靠與鉸接踏板。一名醫療助理在他離開伯卡醫院之前，已幫他調校過這台輪椅了。

我和塞吉在他對面坐著。家具與窗簾泛著橘色的色澤，儘管十二月的天光灰暗，兩扇大窗依然使得室內明亮。

塞吉說了一些話，可是我爸爸並不聽，只是猛盯著我坐的椅子的凹紋椅腳瞧。

「她要坐那裡嗎？」

---

❼ 指原藥廠的專利權過期後，其他合格藥廠依照原藥廠申請專利時所公開的資訊，產製相同化學成分的藥品。

那位瑞士女士確認過我們明天早上十點的約。我與芭斯卡兒會先到她下榻的旅館和她碰面，再把她帶到診所來，好讓她與爸爸見見面。

「是。」

他點頭。

「很好。」

他抬起左手，豎起了拇指與食指。這一陣子以來，每當他有什麼要緊事想說時，就會比出這個手勢。

「記得千萬要事先請她加重我的劑量，不然會失敗。我自從接受過冠狀動脈繞道手術之後，心臟就變得很強壯。」

下雨了。長長的公車裡頭滿滿都是人。我被擠到了折篷附近。突然間，我想到了開往埃爾柏夫的火車車廂間連結的折篷。嘈雜而冰涼的風、如一隻龍的身體側邊伸縮的內壁。我媽媽一有辦法就會離開埃爾柏夫，她每週四會帶我到巴黎看牙。牙醫診所的候診室裡，有一個大大的紫水晶洞，裡頭的小水晶形成了一排排的紫色犬齒。

推擠的力道愈來愈強，我倒也不抵抗。這個可彎折的部位並不是龍，而我，也不再是個小女孩。我向灰色的曲折線條走去。當公車一轉彎，金屬地板就會在我的腳下旋轉。但我沒必要找東西扶著身體，因為我很強壯，就跟我爸爸的心臟一樣。

我沿著河畔走著。雨停了。空氣裡瀰漫著一股布列塔尼的氣味。我倚著夾在兩家舊書攤書箱之間的女兒牆站著。潮濕的石頭就像是塊岩石。我望著灰色的河水以飛快的速度自眼前奔流而過，突然好想游泳，好想與水流一同流動，直入海洋。濱海塞納省。不如回埃爾柏夫去？可是我們住的房子老早就已經售出，而且也改建過了。爸爸說，我一定認不出那間房子的。那株因為瑪麗詠的攀爬而斷了一根大樹枝的木蘭，一定已經砍掉了。茂盛的木蘭花、粉紅色的苦苣。走吧。我轉身背對塞納河，穿越了馬路。

我才一推開小旅館的玻璃門，我們的眼神便立即交會。我知道那是她，她知道那是我。我朝她走去，而她也起身迎向我。這位瑞士女士身材瘦高，穿著黑色毛衣與黑色褲子、配戴著金色首飾，臉上掛著大大的笑容。在碰過冰涼的女兒牆之後，她的手顯得溫熱。

我們在吧檯附近坐下。

在等待芭斯卡兒的同時，她向我說明，協會的創辦人是一名醫學教授，也是她的朋友。而她以前是法官，退休之後便加入協會。

她的眼神靈活。我相信爸爸一定會喜歡她的。芭斯卡兒來了，她那顏色接近白色的風衣，照亮了整個吧檯。她先和瑞士女士握手，而後將冰涼的口鼻部位貼上我的臉頰親我。

我們點了三杯咖啡。

「那麼，談談您們的父親吧。」

我們向她敘述他與拉斐爾或是其他人走遍五湖四海的旅行、餐廳、演奏會、電影、開幕式、展覽、我們一無所知的夜間散步——他稱之為「乘涼」。還有中風、自己認不得的身體，以及這個已經不是自己的男人。

瑞士女士點點頭。

「心理折磨與生理折磨同樣痛苦，不是嗎？」

她臉上沒有任何的悲傷。

一名穿牛仔褲的年輕人端來我們點的咖啡，每一個杯碟上都擺著一塊玻璃紙包裝的迷你蓮花餅。

「請問您們的父親是否曾在信中，或是紙上，表達自己的意願呢？」

「沒有。我想他一直認為那會是一瞬間發生的事。」

幾年前，當他在祕魯的馬丘比丘發生肺栓塞時，我怪他不小心。而他只是聳聳肩，接著掛著一抹夢幻似的淡淡微笑說，如果在旅行時就這樣「啪」一下地死去，那就太理想了。
「你們的父親非常的……」
「生氣勃勃。」
我與芭斯卡兒異口同聲地說，三個人一起笑了。
瑞士女士喝了一口咖啡，擱下了杯子。
「我來向您們解釋。首先，得填寫文件。」
她打開了半張A4大小的信封，拿出了摺住的紙張。
第一張是藍色的，上頭寫著所有得提供的文件項目。我與芭斯卡兒同時讀著，大概有十五項左右。第一項是診斷書（病患的經歷——以清楚易辨的文字寫明），最後一項則是骨灰與棺木寄運處（葬儀社）。
我與妹妹手臂貼著手臂地坐著，我感覺到她的手臂突然繃緊。
來吧，芭斯卡兒，我們走吧，離開這裡。這不該由我們來處理的。讓他自己去解決這個麻煩。
可是我坐著不動。我試著剝開我的蓮花餅包裝，卻沒成功，因為我的拇指指甲啃得太禿，根本劃不破玻璃紙。芭斯卡兒接過去，兩秒鐘就撕開了。我穿著白色風衣的好妹妹。
這塊小小的餅乾在我的齒間碎裂，並且發出了震耳欲聾的嘈雜聲。

至於其他的紙張當中，有一張登記表、一張委託書，還有一份法語手冊——像是某種說明書。

瑞士女士把文件全收進了信封裡，然後遞給我，我以指尖接過。我的大拇指被信封口的膠帶給黏住了。

「一旦所有的文件都準備齊全，我們就可以決定收或不收你們父親了。」

「要是你們可以收他的話，那事情將會怎樣進行呢？」

「你們父親得來瑞士伯恩。他會與我們的醫生見面，由醫生判定他是否意識清楚，且自願死亡的意願不變。如果是的話，你們的父親會先喝下一種藥，讓他不會……」

她想著那個字該怎麼說。

「嘔吐嗎？」

「對！接著，我們會等一會兒。室內會有音樂播放。我們再給他喝下一種味道苦苦的藥水。而後，他會聽著音樂，平靜地睡去。」

《超世紀諜殺案》❽。我已經好久沒有想起過這部電影了，然而片中的影像畫面此時卻浮現腦海，而且清晰得令我不禁自問是否出於自己的想像。我又看見了一個恐怖的未來；一個自然資源匱乏的世界。演員愛德華．羅賓遜（Edward G.

Robinson）這名個頭矮小的男人，決定要做個了結。他走進一家白色的超大型診所，在櫃檯排隊，選擇自己在生命最後時刻想要聽的音樂，接著躺在一張狹小的床上，被子緊緊地包著身體，喝下了由一對身穿白色的男女遞給他的藥水，最後，在〈田園交響曲〉的撫慰中，安詳入睡。

我爸爸才不會這樣呢。他應該會被撞見在盯著白色衣服的男人看，並惹得我大笑；而且他不會喝下那個藥水。

「你們的父親得要能夠自行端起杯子，喝下藥水，否則我們什麼都不能做。我們是協助他自殺，而不是殺他，對吧？」

我的大拇指與膠帶分開了。我把信封塞進我的包包裡。我大可以把這信封丟進垃圾桶，因為我們根本不需要。

我爸爸不會去瑞士。

一旦這位女士向他進行過了說明，我相信他必定會改變心意。

我喝下咖啡。

我們走吧。

*

❽ *Soylent Green*，一九七三年發行的美國反烏托邦科幻電影。

我們在人行道上分手。芭斯卡兒因為她的音樂節活動關係，要到車站去搭火車。我與瑞士女士搭上了計程車，前往診所。

我爸爸正在等我們。他選了這件淺藍色襯衫，想必是為了向這位瑞士女士表示敬意。他身體挺直，目光炯炯，雙頰因興奮而紅潤。他看起來真帥。

他們倆都希望我留下來：因為我爸爸說話不怎麼清楚，而她怕自己聽不懂。她在他對面的那張凹紋椅腳椅坐下。他的身體略略傾向她，想知道她來自瑞士哪裡。蘇黎世。他熟悉這座城市，他有幾個朋友就住那兒。他試著說幾句德語，她回應他。他很開心。

她深深地吸了一口氣。

「您的女兒向我解釋過，您希望……」

「是的。」

他將頭從上往下一點，用力地表示同意。

當她對他說話時，他不住地挺起下巴，堅定地點著頭。

填寫的文件、瑞士、醫生、音樂、止吐劑、藥水。他什麼都說好。

「那是在哪裡進行呢？」

「伯恩。」

他不快地抿嘴。

「我對保羅・克利基金會（Zentrum Paul Klee）感到失望。」

她似乎沒聽見這句話。

「您得能夠自行喝下五十毫升的液體，可以吧？」

「這樣啊？」我爸爸將左手伸向床頭几，在拿起水杯喝水的同時，雙眼直視著那位女士。

上下起伏的喉結上，幾根白色毫毛因日光而發亮。

他放回水杯，故意用力地讓杯底磕了桌子。

接著，掛上勝利的微笑。

「什麼時候？」

瑞士女士攤手。

「只要收齊了所有文件所需資料，隨時都可以。不過不妨多等一點時日，以確定……」

他聳聳肩。

「我希望愈快愈好。」

外頭又下起雨來了。我躲在瑞士女士的傘下。

「您父親似乎心意堅決，是吧？」

自決。尼斯湖水怪從我眼前竄出。首先是直挺於彎曲頸子上方的頭部，接著是搖盪不定的黑色身軀，Selbstbestimmung。我深深地吸進了一口冷空氣。真想立刻來根菸。我呼氣，可是從嘴裡呼出的，除了一縷細短蒼白的霧氣之外，什麼也沒有。

嗶、嗶、嗶、嗶，我按下了確定。密碼正確，別忘了您的提款卡，請收取現鈔。三百歐元。這是幫忙分擔瑞士女士車馬費與住宿費的金額。

我送她到了計程車站。

「那麼，就等你們的文件了。」

她輕輕地抓住了我的前臂。

「要是你有任何問題，或是什麼的，別客氣。」

她對我微笑。

我親了她的臉頰。

車門關上，計程車開動。

我翻找著包包，憑著觸感，找出了那個藍色小圓盒。我立刻嚼碎四分之一顆的Lexomil，接著回到了診所。

我爸爸正在吃午餐，當他一看見我，便停下手上的動作：

「我表現得如何？」

我看著他。湯匙懸在半空，脖子上圍著圍兜，小小的鼻子，小小的臉。我親愛的爸爸。

我衝向他，一把將他摟住。

「我表現得很好吧？我原先以為我會很拘謹，結果完全沒有，反而感覺十分自在。就像你媽媽說的，我與對方建立非常良好的關係了。」

我坐在瑞士女士方才坐的位置。

「你會負責處理那些文件嗎？來，給我看看。」

「你先吃完飯再說。」

他聽話照做。

他津津有味地吃著，但也不忘頻頻看著我擺在身旁椅子上的那個牛皮紙信封。

「我的眼鏡呢？」我拿給他。

「把這拿走。」我把餐盤收走。

「這個也是。」我解開他的圍兜。

他把手伸向信封。我先拿出那本小冊子。

自從他中風以來，這是我第一次看見他嘗試閱讀。他閉起右眼，以食指逐一指著每個字母、每個文字。他皺著眉頭。

「這裡寫什麼？我看不出來。」
「絕望。」
「那這裡呢？」
「無可忍受。」
有人敲門。我把他手上的文件拿走。
進門的是一名穿著白色工作服的男人。他是診所的復健師之一，他要來「鍛鍊」我爸爸。我抓起包包、大衣，在他的頭上親了一下，準備走出病房。
「小曼！」
我轉身。
「明天是十二月十三日，對吧？」
我的生日。但我完全沒去想這回事了。
「女兒啊，生日快樂。」
他的笑容是如此溫柔，我的喉頭一緊。我得趕快出去。
「小曼！」
我的手在房門手把上凝住了。他要跟我道謝，還會繼續對著我溫柔微笑，而我，就會哭了。
「別忘了我的文件啊！」

我關上門，離開診所。

我的雙眼乾枯。

我在Google上輸入「伯恩」這個關鍵字。找到31,800,000項結果。我點選了第一項。是維基百科。

伯恩。Bern。

丹尼總是喚我「伯恩」。有一年，在坎城影展結束之時，他到我爸媽位於瓦爾省的房子和我會合，我們一起看法國網球公開賽。他喚我爸爸安卓，而我，則是伯恩。不過，他的美國腔總是唸成了「Beurn伯爾恩」，這令爸爸不是很高興。

我端詳著一張伯恩的照片，這張照片攝於晴朗的某日。一條形如綠松石馬蹄鐵的河流，包圍住這座看起來面積不大的城市。城市裡，有許多的樹木與湖泊。那間診所是否有公園？我忘了向那位瑞士女士詢問診所地址。

我拿出包包裡的牛皮紙信封，在書桌上打開了那張天藍色的紙——天藍色，是諾耶米最喜歡的顏色。我送過她一張地毯、一條被子、幾枝筆、幾件長袖運動衫、幾條披巾等等一堆天藍色的東西。我真想要手指一彈，就能夠讓我這個胖嘟嘟的外甥女，帶著笑容，面容愉悅地出現在我面前。

好吧，來看看清單吧。

診斷書（病患的經歷——以清楚易辨的文字寫明）。

這個得跟醫生要。我希望她會給我。

協會會員證（可於瑞士核發）。

這個到時再說。

筆跡樣本。

不可能。儘管我爸爸接受過了幾場復健治療，他的左手至今連一個字母也還是寫不出來。

一名親友關於自願死亡的聲明（若有的話，請提供，但非條件）。

若是我的理解正確，那就會是我——我與芭斯卡兒——得寫信申明，已與他本人就自願死亡方面達成共識？

我摺起了這張藍色的紙。

明天再來處理吧。不，星期一好了。這個週末，我想要待在塞吉身旁，好好把握他在家的時光，況且，明天是我的生日。別管醫生、別管診所，也別管死亡了。就讓我好好清靜清靜吧。

「親愛的，生日快樂。」

我依偎在塞吉的懷裡。

已經是早上十一點了。我想，這是我第一次在生日當天睡得這麼晚。

通常每年的十二月十三日，我爸爸會一大早就打電話給我，完全不管那天是星期幾。「我把你吵醒了嗎？」若我回答是，他會開心地咯咯笑；若否的話，我就會聽見一聲失望的「啊」。然後，我們一起呵呵笑。

接著，我會在當天早上收到一束由他親自選搭而非花店現成配好的花束。

這一天，什麼也沒有。

我下了床，快速地吃了早餐，換上衣服、穿起外套，拿起手提包。公車要十四分鐘後才來。星期六這天的公車總是非常難等。算了，我搭計程車好了。

爸爸心情不好。

「怎麼了？哪裡不對了？」

他搖頭。

「太可怕了，我竟然什麼都不記得了。」

「比如什麼？」

「就是每次你生日，我為了逗你生氣，所以對你唱的歌啊。」

我用口哨吹出了〈要是我有一支槌子〉的開頭。

他的臉一亮。

「對，就是這首！」
他開始哼了起來。
「你們晚上要做什麼？」
「我們要去撬牡蠣餐館。」
他微笑著說：「啊哈，是誰告訴你這一家餐館的啊？」
「是你啊。」
我也掛起了微笑。
有人敲門。兩名助理護理師進門，要幫他盥洗。
他發出了不快的聲音。
「你們難道不能多等個一分鐘嗎？我有事情要跟我女兒說。」
「好的，老大。」她們把門關上。
「我想到了一件事，就是在出發到伯恩之前，我想要和你與塞吉，在伏爾泰餐廳吃最後的一餐。我要點酪梨葡萄柚沙拉，還有薯條。我希望傑利也會在那裡。」
傑利是伏爾泰的侍者之一，他每次總會和我爸爸來個擁抱。
「甚至在那之前，我們也可以去。」
他搖頭。
「不，目前並不大合適。」

他朝門的方向抬了抬下巴。

「你可以叫她們進來了。」

海鮮盤的分量大得驚人。

我們一共有五個人：塞吉、我、芭斯卡兒、芭斯卡兒深愛的米迦爾，以及我們認識最久的老朋友卡婷娜．克萊。我妹妹送我彩色玻璃杯組；卡婷娜送我藍色與橘色的盤子與盒子。塞吉點了一瓶孔得里約（condrieu）產區白酒。我們舉杯互敬。我的眼神與芭斯卡兒的眼神交會，一時間，整個世界只剩下我妹妹、我們相互碰撞的酒杯，以及我們相互對望的眼神。

「我人在診所。昨晚發生了一件與G．M有關的麻煩事，總之爸爸的心情很亂。你來一下可能比較好。」

芭斯卡兒低低地說。我聽見背景有電視機的聲音，以及一些聽來遙遠的說話聲。

「等我。」

我爸爸垂著頭，坐在他的灰色輪椅上。一看見我，便含糊道了聲早安。

芭斯卡兒交叉著雙臂，在他面前站著。

「副主任告訴我，G．M每天很晚的時候都會來這裡。他聲稱自己是爸爸的家人，所以工作人員就讓他進來。昨天呢，夜班助理護理師卡德進來幫爸爸盥洗、餵他吃睡前藥時，請G．M離開，結果他拒絕了。卡德堅持，結果兩人發生爭執，幾乎打了起來。」

我爸爸的頭垂得更低了。

「既然他不用上班，大可以早一點來嘛！」

一聲長嘆。

我看見他的頭、頸子，以及稍微往下幾公分，那個細髮與長毛髮混生的部位。

有一天，他向我宣布要進行背部脫毛，接著，他以一種壓低、但足以讓我聽清楚的音量說：有人不喜歡這樣。

又是一聲長嘆。

他開始搖頭。

「我受夠了，真的受夠了。」

「你受夠了什麼？」

「他來這裡。」

我們倆在他面前坐下。

「那你跟他說了嗎？」

「沒有！」他近乎呻吟地說。

「為什麼？」

「我做不到，我……」

他吸了鼻子。

「我害怕。」

我生平第一次聽見爸爸說他害怕。

我朝他彎下身子，試著要看清楚他的表情。

一條鼻涕朝著他的膝蓋處直往下掉。我從床頭几拿了張面紙遞給他。

「爸。」

他並不動。我身子又彎低了些。「來嘛。」

我隔著白色面紙，捏住他的鼻孔。

「擤吧。」

他擤了鼻涕。他的鼻子在我的手指間震動。

「你要我們跟他說嗎？」

他抬直了頭。

「是的。我受夠了。」

他從我手中拿走那張面紙，又給自己擤了鼻涕，而後將那張面紙揉成一團。

「哪！你可以拿去丟了。」

「如果你爸爸不想再見到我，那他可以自己跟我說。」

「你很清楚，自從去年你那樣對他之後，他就開始怕你這個人。」

「我並不想傷害他，而且他自己也很清楚，不然我們後來也不會繼續見面。」

「反正，他現在要你別再去煩他。」

「那他自己跟我說就好了。」

他掛斷了電話。

「我相信他一定以為是我們倆故意不讓他接近爸爸。」

「爸爸得親口跟他說。」

芭斯卡兒按熄了香菸。我們一起上樓到爸爸的病房去。

電話線已經接上，但是話筒線全絞成一團。我轉著話筒，試圖鬆開這個線團。

我爸爸定睛看著，直到話筒停止了扭轉。

「給你。」

我將話筒輕輕地貼上他的耳朵。

芭斯卡兒撥了G．M的電話號碼。我聽見了電話鈴聲。

「你希望我們出去嗎？」

「不，留在這兒。」

喂？

「來吧，爸爸，你可以說話了。」

是安卓嗎？

「窩窩……我妖妖……要……」我爸爸的嘴巴貼住了話筒。

「我……不妖妖……要……」他的嘴唇上出現了一個又一個的口水泡，我替他擦拭掉。

「我不要你再來這裡。」

然後，他鬆開話筒，任著這東西垂落。

G．M的聲音聽起來像是從遠方捏著鼻子說話。

我掛斷了電話。

我爸爸嘆起氣來。

「BCDF。」

這是我們家的人才懂的話，意思是「解決了」。

＊

我的表親佛朗索瓦將一套厚重的聖羅蘭與貝爾傑拍賣品目錄寄到了診所。

「給我看。」

這目錄超過十公斤重，對我爸爸的大腿是過於沉重的負擔。我把這套目錄舉至與他的眼睛同高處，他傾著頭，辨讀盒裝內五本冊子的銅色側邊。

「我什麼都看不見。」

我拿出第一冊《印象派與現代藝術》，擱在他的膝頭上。

我替他戴上眼鏡。他先是看著封面上的費爾南．萊熱❾一會兒，接著攤開了這本全新的平裝書，這本書立刻「啪」一聲地闔上，往他的大腿之間滑下，而後落到了地面。

我把書撿起來。

「我幫你。」

「不用，我可以自己來。」

若要讓目錄保持攤開，他就得將那隻無力的右手擺在右頁上；那個位置，恰巧就是他要看的作品翻印正中央部分。他想挪動右手，於是將右手抬起。目錄又趁隙「啪」地一聲闔上。

他再試一次。

一次。兩次。三次。四次。

最後，他終於成功地固定住馬諦斯的〈藍色地毯與玫瑰杜鵑〉的作品跨頁。

他瞇著眼睛，閉上了右眼，皺著臉，輕輕地「呼」了一聲。

「這幅馬諦斯的作品，估價大約在一萬兩千至一萬八千歐元之間，數目真是不小啊。」

「你是說估價在一千兩百至一千八百萬歐元之間吧？」

他左手食指輕敲著那些數字，以及每一個0。

「一萬兩千，你看清楚了。」

他不高興了起來。

「爸爸，想想看，一萬兩千歐元，這金額低於十萬法郎喔。」

他睜大眼，一臉茫然地看著我。我真應該放過他的。

他的頭又垂到了胸前。

一聲長嘆。

「好可怕，要是我的腦袋不清楚了，瑞士就去不成了，而且什麼也都不能做了。」

我將目錄收好。

---

❾ Fernand Léger，一八八一——一九五五年，法國畫家、雕塑家、電影導演。

*

「嗡……嗡……」手機的來電震動引得椅子的金屬椅腳也跟著震動起來。我彎下身子找我的包包，發亮的手機螢幕上顯示著芭斯卡兒的名字。我妹妹知道我一整天都會待在法國國家電影中心試看製作人的作品，所以如果她打來，一定是有要緊的事。於是我喊了暫停。昨晚，卡德要去看我爸爸時，在診所走廊上攔住了G．M，並且把他攆出去。

G．M氣炸了。

稍晚之後，病房的電話響了。由於爸爸拿不到電話，所以沒辦法接聽。

電話鈴聲停了，接著，又開始響起。

一次又一次。

「爸爸跟我說，這個情形前一夜就發生過了，可是他不敢請人家把電話拿走。」

芭斯卡兒的聲音突然低啞：

「他真的嚇壞了。所以，我到診所隸屬管轄的派出所備案。」

爸爸睡了。儘管他房內的電話已經拿走，但他前一夜還是幾乎沒睡。到了早上，他整個人極為疲倦，因此助理護理師幫他盥洗之後，就沒讓他坐起。

診所主任站在病床邊，一隻手擺在金屬欄杆上。

「只要您告訴我們，不願意接受此人來訪，那麼，我們就會注意不讓他再來糾纏您。所以貝爾南先生，您別害怕，這裡很安全的，明白嗎？」

我爸爸點頭。

她俯身向他：

「貝爾南先生，要是您有任何困擾，請隨時告訴我們好嗎？」

「好。」

「好了，那麼，我就不打擾您還有您的女兒了……貝爾南先生、女士，失陪了。」

主任離開了房間。

我關上了門。

「現在，你比較放心了吧？」

他吸了幾口氣，而每一次的呼氣，聽起來都像是嘆息。

「是哈……」

有人敲門。

「老大，今天要在床上用餐嗎？」

他已經有兩天沒吃東西了。馬鈴薯泥、粥、優格、果泥，他全都吞下了肚。

*

「既然你們倆都在，不如趁這個機會選個日子吧。」

「什麼日子？」

「去瑞士的日子。」

芭斯卡兒不希望是雙週的日子，因為小孩得輪她照顧。她也想避開復活節假期。

而我呢，我不想要在五月——放假太多，連假也太多，尤其那時會遇上坎城影展，所以塞吉會不在家。

爸爸也覺得五月太久了。

他笑著問：「為什麼不選三月？」

「比如三月的第一個星期？」我妹妹的生日是三月一日。

「這不好笑。」

我們三個人都同意四月六日的那一週。

我和芭斯卡兒一起低頭看著我的記事本前面的二〇〇九年行事曆。那是一年當中的第十五個星期；四月六日、四月七日、四月八日、四月九日、耶穌受難日、四月十一日、復活節。星期四的旁邊，☺，是滿月的圓圓笑臉。

「你覺得四月九日星期四如何？」

現在，我爸爸也有一張圓圓笑臉。

「我的好女兒。」

他閉上眼睛。

當我們收拾餐盤之時，他睡著了。

瑞士女士也覺得四月九日那一天可行。

儘管有塞吉的鼾聲，以及半錠的Lexomil，我仍是睡不著。

11加31加28加31加9等於110。我爸爸將在一百一十天之後，死於瑞士。

我起身走進書房打開電腦。在螢幕的左邊，有個小信封跳動著：我有一封新郵件。無主旨。是芭斯卡兒寄來的。寄件時間是凌晨三點。看來她也一樣睡不著。

我點選，閱讀。

第一部分的我，被食物殘渣塞爆了。

第二部分的我，被食物殘渣塞爆了。

第三部分的我，被食物殘渣塞爆了。
第四部分的我，被食物殘渣塞爆了。
第五部分的我，被食物殘渣塞爆了。
所有的我，是一種在社會上極為尷尬的疾病。
答案：
便祕。
因為五個部分的我，都被食物殘渣塞爆了……

在深夜裡，我獨自一個人笑到流淚。

藝品收藏家凱薩琳・普曼（Catherine Putman）過世了。

我們最後一次在她家吃飯，是在九月二十六日星期五。那天她咳得厲害，而在同一時間，我爸爸去看了《我和我的小鬼們》，接著去「盤子」餐廳吃飯。隔天，我就接到芭斯卡兒的電話了。

所以我也沒有再關心凱薩琳的咳嗽了。後來，她接受一個小手術——眼皮成形術。手術之後，她咳得更嚴重，便做了檢查，而且是許多的檢查，結果必須住院。

她要我別去醫院看她，因為我為了爸爸的病，已經夠忙了，所以最好是在她出院之後，在她家見面。

上個星期，她還沒轉到猶太城醫院時，我到科辛醫院探望她。我看著她吃飯。她盤腿坐在病床上，身上那件「法國公共事業救濟局」的黃色襯衫讓她氣色很好，加上放大的眼睛，整個人看起來很漂亮。她笑著，說話時又恢復了南部腔：「你們不能說我手術都還是分期進行的：因為我只有出院一次，而且還是帶著剛做好的眼皮。起碼，我死的時候是漂漂亮亮的。」

*

我從沒見過塞吉哭成那樣。

爸爸精神很好。

他已經有一個月不需要吃絞碎的食物了，而且體重也有增加。他的每個朋友都帶甜點給他。病房裡到處都是餅乾、巧克力、奶油甜點。冬日的低垂太陽把金色的包裝紙與柔軟光滑的緞帶照得發亮。

我才一脫下大衣，他便指著一個白色的大紙盒。

「哎，把那個拿給我。」

他選了一個外表有尖形突起，看起來像病毒的岩狀甜點，一口塞進了嘴裡。

「喀喀。」他以牙齒咬碎。

「你的表情很奇怪。怎麼了？」

「我剛參加完凱薩琳的火葬儀式，從拉雪茲神父公墓回來。」

「喀喀。」他繼續在咬。

「人很多嗎？」

美術館館長、收藏家、藝術家——他想知道有誰去了。

我告訴了他。

一時之間，他突然停止咀嚼。

「就我的話，你們已經明白為什麼卡迪什祈禱詞得在巴黎誦詠了吧？因為我不知道會不會有很多人得舟車勞頓地前往埃爾柏夫。」

「可是，你當真想要葬在那裡嗎？你說過你爸爸的事……」

他嘆氣。

「我是為了要和媽媽在一起。」

「喀喀。」

公車站前只有我一個人。因為星期一的關係，街邊某些商店公休。天黑了，一切陷於死寂。

死寂。

好冷，我想回家。

公車終於來了，我喜歡的位置是空的。我掏著包包，準備從那個綠色的小盒子拿出四分之一錠的Lexomil。來吧，吃個二分之一也未嘗不可吧？

當其他人行走時，他總是選擇跑步。

當其他人只是說話時，他總是已經採取行動。

他望著這個世界，想要它的全部。

因此，他像霹靂彈一般地猛烈射擊。

湯姆・瓊斯的歌聲掩蓋過了排油煙機的轟轟聲。板腱小牛排、金黃烘洋蔥。我開了一瓶白酒，倒了一些在平底鍋裡，也給自己倒了一杯，這白酒喝起來冰涼順口。〇〇七精選輯當中的歌曲一首接一首地流洩而出，每一首，都是我再熟悉不過的曲子。

我削紅蘿蔔。又喝了一杯白酒。酒精配上Lexomil和百憂解的藥效成分，也許我得當心一點。我拿起一把鋒利的刀，和一塊砧板。

噠噠噠，薄薄的圓片。

屋子裡好熱，但是充滿了香味。

當塞吉披著外頭的寒氣進到家門之時，晚餐已經好了。

我頭有點暈，但感覺倒也不難受。我提高了ＣＤ播放器的音量，與保羅・麥卡尼一起唱。

說，生死關頭

生死關頭

生死關頭

生死關頭
磅磅磅，磅磅磅，磅磅。
磅磅磅，磅磅磅，磅磅。
磅磅磅，磅磅磅，磅磅。

白酒加百憂解再加Lexomil，結果起床時，我的頭很痛。

兩顆止痛藥，再喝兩杯咖啡。我的手機響了。

「貝爾南女士嗎？請等一下，您父親要跟您說話。老大，說吧。」

話筒裡，聲音噗噗作響。他的嘴巴太貼近話筒了，不過我明白他要我過去一趟，而且是馬上。

他躺在床上，頭朝向房門。

「小曼，你來了！」

還沒有人來幫他盥洗。餐盤擱在床頭几上，早餐與芭斯卡兒做的覆盆子果醬，他一口也沒動。

他抬起左手，伸出了拇指與食指。

「很重要：關於我的葬禮，我想了很多。我問自己是否該留在巴黎。我想，留在巴黎可能比較好。而且，要是拉斐爾想來看看我的話，也比較容易。你覺得呢？」

他深呼吸了好幾次。

「我不要管我爸媽了。也許該是和過往告別的時候了吧？」

他嚴肅的小臉蛋定定地對著我。

「對。」

女警衛將幾封信交給我。其中一封的背面，蓋著第十七區區政府的戳記。是我媽媽的出生證明副本。這是瑞士所需清單當中的一項。

我得開始建檔。

我打開一個裝著全新紙板資料夾的盒子。

我不要第一個。顏色太淺了，像胸罩。

不要藍色：藍色，是諾耶米的顏色。

紅色也不要。我所有的手稿都是夾放在紅色的資料夾。

選哪個？橘色？棕色？黃色？綠色？粉紅色？我猶豫不決。

真好笑，我大可以隨便挑一個就好了。

不，我不要選棕色。

在昆汀・塔倫提諾執導的電影《霸道橫行》⑩當中，我想，應該是塔倫提諾本人說了這一句：「棕先生，就像是屎先生。」

我微笑。

我爸爸很喜歡這一幕。他會模仿史帝夫・布西密（Steve Buscemi）有些暴牙地說：

「為什麼我是粉紅先生？」

就這麼決定了，我選了粉紅色的資料夾，將我媽媽的出生證明影本放進資料夾裡。

要寫什麼呢？爸爸？安卓之死？

我無法下筆。

我整個身子僵住了。眼前這片粉紅色的面積似乎正在變大，並且開始擴展，覆蓋了整面書桌，讓我的眼裡只有這片粉紅。我屏住呼吸。

我想躍入這片棉花糖海洋，並且消失。

*

---

⑩ *Reservoir Dogs*，一九九二年美國電影。

我逆風走在這條上坡路上。

北方吹來的狂風，吹得我的外套衣角緊緊黏住我的大腿。

今天，我什麼氣味都聞不見。冷空氣吹散了印度雜貨店以及洗衣店的氣味。

我可以將身子前傾，彎著腰走路也不會跌倒，因為撲來的風，會撐住我的身體。

路上一片荒涼。我打從身形還很龐大的時期，就喜歡冬天。在這個季節當中，每個人都拚命塞衣服，所有人看起來都胖。

街角那家大型藥局的玻璃櫥窗上，映出了我自己的身影。扁塌的頭髮，通紅的眼睛，暗沉不均的氣色。他一定會覺得我很醜。

酒吧、刻印行、巨大的小丑鞋，以及那家餐廳——我到了。我脫下手套，翻著記事本，找到了密碼：Ａ２４９６。

對講機「滋……」地響了。玫瑰樹下的土地結凍發硬。現在這裡沒有警衛了，所以，是他負責照料這片庭院的囉？一定是的。我想像他戴著條紋園藝手套，拿著剪刀和一個綠色的大型灑水壺。

等候室空間小到我一坐下，大腿就會緊貼著發燙的電熱器。

我是一顆即將融化的大雪球。

另一端傳來鑲木地板嘎吱的響聲。就快輪到我了。

我已經淚流滿面了。

J醫生微笑著告訴我們：「我們對令尊的進步，感到非常滿意。」

「貝爾南先生食欲很好，也見了許多訪客——這點非常棒。我們大部分的住院病患都沒有辦法這樣。他的心理狀態也有了極大的改善。而且，他也不再提——」醫生遲疑了一下：「以前他會提的那件事。」

芭斯卡兒輕輕踢了我一腳。我低下頭，免得碰上她的眼光。

「就連運動機能方面，也出現了好轉。剛才，我還和我們的復健師談過這件事。」

她站了起來。我們也是。我走到她身旁。

「可以的話，我想要一份我父親的病歷影本。」

「是要做什麼用的？」

「我的一位好友是醫學教授，她想要看看他的病歷。」

「那請她直接跟我要吧。」

我其實可以回答，我在網路上查詢過了，根據二〇〇二年三月通過的法案，診所得把所有我們要求的文件，在八日的期限之內交給我們。

可是我沒說。

不久後，我打電話給瑪麗詠。

「蒙帕拿斯公墓，很棒啊，但條件是，我不想離你媽媽的父母太近。」

「可是你會離媽媽很遠啊。」

「那她自己來跟我窩在一起啊，不然就算了。我尤其不想和這些可怕的人在一塊兒。」

「你為什麼這麼討厭他們？」

「我已經跟你講過了五十次。」

「你沒有。」

他嘆氣。

「我有……他們不願意參加我們的婚禮。因為他們的女兒要嫁給一個同、性、戀。」

他噘著嘴唇說出了那三個字，就像我外婆一樣。

他搖頭。

「卑鄙！」

*

芭斯卡兒打電話給我。爸爸請她去拿他書桌抽屜裡的一張拉斐爾的照片。在找著的同時，芭斯卡兒發現了一張擁有Sig Sauer手槍的許可更新申請，以及駁回的回覆文件，命令他在最短期限內放棄擁有該武器。這份往來文件的日期是一九九五年。

她立刻到診所去質問爸爸。

他在那個時期就已經想要了結一切嗎？

「我忘了……」他這麼回答。

我看著他的左手。他的左手大拇指指甲外側，少了一塊肉。那是他在英國的自由法國軍校生訓練營中，學習武器操作時所留下的傷口。他這個人，彈琴時手指靈活，但平常卻總是笨手笨腳。

「你拿手槍要做什麼？」

「沒什麼……」

他帶著若有似無的微笑，低下了頭。我堅持問下去。

「來吧，告訴我吧。」

「因為在那個時候，我有一個朋友有點……危險。」

*

我收到了我爸爸的出生證明副本。
貝爾南．安卓，路易。
一九二〇年七月十四日出生於厄爾省拉索賽埃市鎮。
母親為法蘭柯．傑爾蔓，德勒斯，拉雪兒。
父親為貝爾南．喬治，傑克，居爾。

我對於爺爺的最後一個回憶，是他過世前不久在他巴黎的住所。當時，他住在一間小公寓裡，因為幾乎沒辦法走路，所以鮮少出門。我和爸媽去探望他。我不記得芭斯卡兒是不是也在，只記得我穿了一件夏季棉質洋裝，上頭印有紅色、白色、黑色的假拼布花樣。這衣服是我和媽媽在附近的服裝店逛了好幾個小時，試穿一件件因為我太過肥胖而穿不下的衣服，最後在賽夫爾路上的蒂芬妮服飾店才買到的。那一天，當爸媽在入口處與護理師談話時，我便進到客廳去。

爺爺拄著楞杖站著。當他一看見我，整個人都愣住了。他從頭到腳，又從腳到頭地來回打量著我，然後說：「你看起來好恐怖。」

我想，這就是他最後對我所說的話。

不久之後，他過世了。

這件事，我從來沒跟任何人提過。

來吧，收起來，放進粉紅色文件夾裡。

希望我爸爸別改變主意，決定去埃爾柏夫。

職能師才剛離開。桌上有本攤開的簿子，一頁一頁都是顫抖的圓圈圈。那是我爸爸的左手書寫練習。

他如何能夠撰寫列於那張藍色提供文件清單中的「自願死亡意願書」呢？

「我想我決定去蒙帕拿斯公墓是對的，是不是？」

「是啊，對我們、對拉斐爾，以及對大家來說，的確比較好，況且，我也沒有跟你說過，當你爸爸最後一次見到我時，說了什麼話。」

「啊？」

他挑著眉——左邊遠高於右邊，因此讓他的表情顯得滑稽。

我開始敘述。他的笑容隨著我描述那件洋裝、襯衫領、微微隆起的袖籠，印花，咧得愈來愈開。而八十五公斤的我，塞在那件衣服裡，真的是十分龐大。

我說到了爺爺一見我進客廳的反應。

我已經好久沒聽過爸爸笑得這麼開心了。

「恐怖。」他重複了好幾次這個詞，還特別加重了第一個字的音調：恐怖。

他笑到幾乎透不過氣來。

但我沒笑。

他的笑聲開始間歇，而後戛然而止。
他似乎在想些什麼。
「或許我還是得去埃爾柏夫，你覺得呢？」
我趕緊轉移話題。我們於是談起了別的事情。
我要走了。
「爸爸，晚安。」
「恐怖！」
就算門關上了，我依然聽見他的笑聲。

我們和一對夫妻朋友在餐廳吃飯。
「坐在長椅上的女孩們，坐進去！」
我不動，只是定定看著兩張桌子之間的狹窄距離。我背著多餘的二十五公斤，還有一個大屁股，整個人很龐大、很恐怖，是要如何「坐進去」？
「等我一下。我先去洗手。」
我一屁股坐在盥洗室的椅子上。
在袋子裡找著那個綠色的小圓盒。
住手。不需要Lexomil。

要加油！你現在已經是大人了。

我用力地深吸了一口氣。我的兩隻大腿緊緊地靠在一起，可是並沒有完全貼合，它們之間出現了空隙。

當我還很胖的時候，大腿之間並沒有這道空隙。

看看右邊。看看左邊。我的兩條大腿並沒有擠出座位。不像以前。

站起來吧。

洗手台的鏡子裡，映出了我的臉。

當時，我爸爸總會像隻大魚一樣地用力鼓著腮幫子，模仿我的大臉蛋。

我鼓起腮幫子，又吸癟了腮幫子。我的雙頰幾乎完全塌陷。

沒事的。

我的青少年時期已經遠遠地留在過往了，我的爺爺也是。而我爸爸，也即將如此。

水龍頭的冷水潑灑在我冰涼的手上，感覺幾乎像是熱水。

我挺起身。

我要回到餐廳的用餐區；當塞吉對我微笑時，我會看見他的雙眼發亮。

我會輕輕鬆鬆地坐進椅子，什麼都沒撞倒，桌巾會保持平整，也沒有人會笑我。

我要點一份五分熟的里脊牛排。⓫

我餓了。

爸爸眼睛盯著那塊芭斯卡兒正切成小塊的鄉村肉塊。

好了。她把盤子和叉子遞給他，他立刻吃了起來。

一條酸黃瓜，一點麵包，一口酒。

嗯，好吃。

他從此和其他所有的「住民」一樣，有一張專屬的桌子。

我們堅持要一張靠近玻璃窗口的桌子。

他的眼珠子在陽光的照射之下，色澤如那件格紋襯衫的，似綠非綠。

他一吃完便擱下叉子，環視起周遭環境。

「看看這一群老山羊，真是嚇死人了。」

他大聲地說著，不過並沒有任何人轉頭看向我們。

一定是重聽的關係。

那麼就把握這個機會吧。

「爸爸，你還想要讓誰知道呢？」

他毫不猶豫地抬起左手，豎起了大拇指「丹尼爾」；接著食指「米榭琳」；中指「瑪麗詠」，而後垂下了手。

「就這些人。」

「那媽媽呢？」

「以後吧。」

「艾曼紐嗎？我是米榭琳。安卓跟我說了。」因為情緒激動，令她原本嘶啞的嗓音，語調變得短促而尖銳。「你知道他對我來說，幾乎就像半個兄弟一樣。儘管我能夠體會他的決定，但就是……」

一陣短暫的沉默。

「你爸爸沒能告訴我，你們那個瑞士協會的名稱。」我告訴她，同時還補充說，是法國那個協會告訴我們的。

「我有一個表妹，在日內瓦當醫生——你爸爸也認識她——我要請她去了解一下……你們會陪他去那裡嗎？」

當然。

⓫里脊牛排（faux-filet）為「坐進去」（faufiler）的諧音。

「你們要怎麼去呢？搭火車還是飛機？」

我不知道。這個，我連想都還沒想過。

我正瀏覽著歐洲ＴＧＶ高速火車的網站首頁。

來回票或是單程票？

我和芭斯卡兒是來回票，而我爸爸是單程票？

我的喉頭一緊。

每個人都是單程票。

出發地：巴黎。目的地：伯恩。

日期：二〇〇九年四月八日。

我們在前一晚出發，並且在餐廳一起吃晚餐。我們要選一家伯恩最美味、最好的餐廳。柔和的燈光，一張小桌子，我、芭斯卡兒與我爸爸面對面地坐著。我們點香檳，或是上等葡萄酒，接著一同舉杯：「敬爸爸！」

有誰會參加這趟旅程呢？

只有我和芭斯卡兒嗎？我們可以一起將爸爸從輪椅扶上床，或是把他從床上扶到輪椅。可是我們能夠幫他盥洗、幫他換尿布，並且對他的最後印象，不會是他那發育不良的陰莖以及沾滿大便的屁股嗎？

所以，最理想的狀況是，找我媽媽的日間看護菲力普一起去。當他不在的時候，希勒薇雅或安妮可以代班。

我們四個人一起搭頭等車廂去。

按下滑鼠。

結果是，一天只有一班火車直達伯恩；十七點五十七分自巴黎里昂火車站出發，二十二點三十分抵達伯恩。

太晚了。

法國航空一天只有兩個航班飛往伯恩。一班是七點五十五分——太早；另一班則是在傍晚——還是一樣太晚了。

所以我們開芭斯卡兒的車子去。

她的車子夠大，不但足以容納四個人之外，還能將爸爸的輪椅收進行李廂。

伯恩最好的飯店，似乎就是貝爾維尤宮酒店了。酒店內是無障礙空間。

日期我選了四月八日星期三的晚上至四月九日星期四；一間客房給我與芭斯卡兒，一間標準套房給我爸爸與菲力普。這兩間豪華等級的房間，可飽覽伯爾尼茲阿爾卑斯山與阿爾河的風光。

一千四百瑞士法郎。

很貴。不過，昨天我收到了一筆法國戲劇、音樂劇、歌劇及芭蕾舞著作人協會的匯款。

訂吧。

我填寫了表格，給了信用卡卡號，按下確定。

關於我們的資金。

我們極為重視協會不收取入會費一事。對我們來說，自決與自由選擇茲事體大，因此得審慎以對。

所有加入我們的會員，得自行決定協會存在與所提供之服務所代表的價值；他們可以決定捐款金額——而款項亦可選擇一次或是多次自由分期付清。

我們對於此種籌措必要資金的方式，充滿信心，同時也盡可能地撙節資金。

我們都是無償為協會服務。然而，我們有一些支出，如事務費、會計費、印刷費與其他等等費用。

諮詢拜訪，以及陪伴自願者前往瑞士的費用，將由我們的會員負責。

另外，我們看重的是，沒有任何一位會員應該因為經濟因素而放棄尊嚴死亡。

為此，我們創立了「弱勢協助基金」，於必要之時，將以非常規的方式運作。

我睡不著。

不曉得我爸爸的輪椅，能不能摺疊收起？

要是不能的話，就無法放進車子後行李廂了。那我們在芭斯卡兒的車子裡該怎麼坐才好？

我下了床。這段期間，像這樣半夜起床已經不曉得有多少次了？

我打了「阿札雷雅輪椅」這幾個字。Google搜尋到了兩萬個網站入口，其中大部分都是醫療器材網站。

眼前赫然出現了一隻灰色怪物的照片。這隻怪物體型龐大，就像是機器戰警的敵人。它的頭靠會左右旋轉，而一旦辨識出了敵人，兩個巨大的扶手會發動射擊。轟！

要是它攻擊我爸爸怎麼辦？又萬一它囚禁了他那小小的身軀，然後用金屬手臂將他揉碎於無形呢？

我按了下一頁，那個東西於是消失，轉而出現其特性描寫：可調校、傾斜。那可否摺疊呢？（**並非摺疊，而是眾多元件的拆卸；撐起傾斜液壓缸，椅背即可摺向**

坐墊，可手動拆卸，無需特殊工具。）

晚一點再看看吧。我的腳好冷。我要回床上睡覺了。

我醒來時，下巴痠疼。塞吉說，我整夜都在磨牙。

我爸媽的身分證影本、戶籍謄本，以及他們最近的瓦斯與電費收據；粉紅色的資料夾中逐漸塞滿了紙張。

當我一收到醫療文件之後，還缺我爸爸的筆跡樣本、自願死亡意願書，還有我與芭斯卡兒各自的聲明。

以及——藍色紙張的最後一行字——骨灰或棺木寄運地址（葬儀社）。

我爸爸的臉頰因為興奮而顯得紅潤。

「剛才佛朗索瓦在這裡陪了我好久，他把聖羅蘭拍賣會的事情跟我說了。那些價格真是難以置信啊……」

他的膝頭上擱著的那本目錄，於卡爾德⓬的動態雕塑作品跨頁處攤開。

「一早開始，我的心情就挺好的，我還幾乎笑了呢。」

有人敲門了，是一名淡色眼珠的男助理護理師。他手裡拿著一個迷你瓶子。我爸爸微笑了。

「啊，克里斯多夫！」他說「克里斯」時聲音聽起來好清脆，而說「多夫」時則滿是柔情。

「貝爾南先生，您的眼藥水。」

我爸爸將頭後仰。克里斯多夫朝他俯身，溫柔地扶住他的臉，在他的眼角處滴下幾滴藥水。克里斯多夫直起身子，闔緊瓶蓋。「好了。」

「克里斯多夫，謝謝你。」

「貝爾南先生，待會兒見。」

我爸爸眼神緊緊跟隨著克里斯多夫，直到他的身影消失不見。我知道令他雙眼亮閃閃的，並不是那瓶眼藥水。

當我要走出診所時，遇見了J醫生。她沒摘下手套便直接與我握手。

「您的朋友打過電話給我，我已經依照她的要求把令尊的病歷寄給她了。」

我還沒來得及向她道謝，她便已經轉身走開，留下雙片門扇兀自闔上。

*

⑫ Alexander Calder，一八九八——一九七六，美國著名雕塑家、藝術家，動態雕塑的發明者。

「丹尼爾五月時得接受心臟手術，那是個大手術。要是還沒得知他手術後狀況就去瑞士的話，我會不安心的。你覺得日期能不能稍微延後呢？」

要是像那些恐怖電影裡頭的情節，約好了便不得取消的話，那可怎麼辦？要是死神用其他方式在四月九日這一天上門找我爸爸呢？

我手臂上的寒毛直豎，全身起了雞皮疙瘩。

快，我撥了電話給瑞士女士。她立刻接起電話。我向她解釋，她也能夠明白。沒問題。吁。

「那麼，貝爾南女士，再見。」

我爸爸點點頭。「這樣比較好。」

我立刻打電話給芭斯卡兒。

「你想他是不是改變心意？」

我瞥見了窗台上的陰涼處，擺著一瓶開過的香檳。

「我有這種感覺。」

我的公車正在靠站。我大可以跑著穿越馬路，趕上這班車，可是我沒辦法。我的雙腿軟綿綿的，渾身沒力氣。公車開始動了，而我依然還站在馬路的另一邊。我好希望有人能夠帶我遠離這間診所；遠離我爸爸；遠離這裡。

我無力地跌坐在候車亭的座位上。明月於兩排建築物當中升起。我又看見了我記事本上的行事曆，以及四月九日星期四的那輪微笑滿月。突然之間，我莫名其妙地哭了。

我看見門前擺著瑪麗詠送來的病歷。我連打開也沒打開，就直接放進了粉紅色資料夾，然後整個塞進了辦公桌的抽屜裡頭。

我已經不需要這個文件夾了。

我取消了貝爾維尤宮酒店的訂房。

塞吉很晚才會回來。我並不餓。

我要上床睡覺了。

這是這幾個月以來，我第一次不需要Lexomil或是什麼，便能立即入眠。

「小曼，我真不敢相信，我竟然成功地自己打電話給你。是我自己撥的電話號碼呢！」

我恭喜他。

「我自己打的！沒有人幫喔！」

他在電話裡，口沫橫飛地開心說著。

三月的太陽照亮了我的書房。我想像著我爸爸在房內的橘色亮光之中，瞇著眼微笑。

「我想要讓你知道，我們忘了一件事情。那就是訂一個新的日期。」

我又打了電話給芭斯卡兒。

接著，又打開了抽屜。

粉紅色資料夾。藍色資料夾。我好想吐。

我、瑞士女士、芭斯卡兒和我爸爸都同意將日子改訂在六月十一日，星期四。

我訂了兩間貝爾維尤宮酒店的房間。

當我進入爸爸的房間時，他正在看電視。

「噓。」

螢幕上，一道黑色線條畫出了小山丘、窟窿，而後是一座突如其來的陡峭懸崖，以及一道龐大的裂縫。

這一天，巴黎ＣＡＣ 40股票指數跌至低於兩千五百點，創下了自從六年前爆發網路泡沫以來的新低。

我觀察爸爸，他的左手放在遙控器上，脖子伸向了電視機。

他經常告訴我——而每一次，我總覺得他似乎是蜷縮著身體說話——他的父親在過世前不久，曾經侮辱他：「你啊，你會永遠身無分文，一輩子窮死。」

我記得度假的時候，我們南部的房子由於位處偏僻，每次收聽歐洲一號電台的節目時，總是因為收訊不良而出現雜訊。因此，每晚晚餐過後，我爸爸會將半導體收音機貼在耳朵上，苦著一張臉收聽「華爾街要聞」。

我聽見「黑色星期一，股票崩盤」，而後便什麼都聽不見了。我爸爸關掉了電視，將遙控器往床上一丟。

他轉身面向我。

迅速地將左手手掌向上一攤，隨便囉。他咧開一個大大的微笑。

他的臉顯得平滑、放鬆。他不在乎。他已經沒有什麼好在乎的了。

於是，我明白，我爸爸真的決心結束生命了。

「等我！」

我闔上手機蓋，一把抓起了包包。沒有時間等電梯了。我邊跑下樓梯，邊拿出我的巴黎悠遊卡。我走到街上，一輛計程空車正在停紅燈。

麻煩去科辛醫院。

令尊身體不適。

這是在他盥洗結束後所發生的事。他出現了類似暈眩的症狀，診所那邊立即將他送去大醫院急診。

計程車在河岸上前行。

剎那間，我的腦中出現了關上電源的機器。這些機器的管線如同無用的觸角般垂落；沒有任何光芒，也不再嗶嗶作響，在一片靜默當中，只有我妹妹的嗚咽聲。

我需要透透氣。我搖下了車窗。天氣溫和舒適，新橋上的觀光客戴著太陽眼鏡，穿著短袖服裝。

要是我爸爸一直等著丹尼爾的健康狀況能夠令他終於放心，所以決定在今天死去的話呢？

我閉起眼睛。

在付錢的時候，我發現自己手裡還緊緊握著巴黎悠遊卡，這張卡，在掌心上畫出了一道紅色凹痕。

實習醫生向芭斯卡兒解釋，並沒有在我爸爸身上發現任何需要特別注意之處，因此推斷是血壓過低的結果。

爸爸躺在擔架床上，等著救護車送他回診所。

我走上前。他睜大了眼，盯著我看。他的臉色蒼白。

「你感覺怎麼樣？」

他皺著臉：

「我剛才真的很害怕。」

「別擔心，一切都很好。醫生說沒什麼，只是血壓問題而已。」

他搖頭。

他左手緊抓著被單。

「我怕再度中風。要是我頭腦變得不清楚就完了，因為這樣我就不能去那裡了。」

一滴眼淚順著他的太陽穴滑落。

瑞士女士打電話給芭斯卡兒，給她與協會固定往來的伯恩葬儀社地址。另外，一切都已符合程序。她收到了所有文件——除了我爸爸的親筆聲明，不過她也不大需要那份聲明，因為她趁著順道經過巴黎時，與他所進行的面談，已評斷出他的決心。就瑞士司法而言，這就已經足夠。

那麼，法國司法呢？

我和我妹妹，兩個人都還沒想過這個問題。

我們甚至也沒想過要諮詢律師，不過，該是這麼做的時候了。

我們可以找我爸爸的律師——畢爾斯律師幫忙。他到診所探望了我爸爸好幾次，所以知道我爸爸的狀況。

我來處理吧。

他在事務所。他的祕書讓我等幾分鐘之後，才把我的電話轉給他。

我把瑞士女士、文件、六月十一日等等所有的一切，全都告訴了他。他並沒有打斷我，只是專心地聽著。最後，我終於向他提出我和妹妹的請求，並且詢問他是否在必要之時，給予我們建議。

他並不回答我。連一個字也沒有。電話斷了嗎？我把話筒拿近耳朵。

我似乎聽見了呼吸的聲音。

「喂，畢爾斯律師？」

一聲細微的清喉嚨音。

「我打擾到您了嗎？如果您希望的話，我可以晚一點再打來？」

我聽見短促的吸氣聲，或者說是嘆息。

「沒有，沒有，您沒有打擾到我……不過很抱歉，我幫不上這個忙……」

他掛了電話。

有那麼一會兒，我只是楞楞地看著我的手機，聽著電話忙線的短促嘟嘟聲。

我打電話給芭斯卡兒。

我的手是冰的。

塞吉建議我打電話找喬治。我們的老朋友喬治·可吉曼。

喬治立刻開口問我們，是否有我爸爸關於決意死亡的親筆聲明。

由於我爸爸無法寫字，所以我們沒有。

「那他能說話吧？你們錄下或是拍下來吧。這是第一件該做的事。」

接著，他開始問起我關於我爸爸的狀況，以及他的病歷。我一一回答，並且還補充說，根據瑞士協會方面表示，我爸爸完全符合協助自殺的規定條件——其中包括意識清楚以及無可醫治的疾病。

「我感覺你爸爸是一個十分固執的人，所以一定很難拒絕他的任何要求吧。不過，我還是很訝異他會向他的孩子提出這個要求。要是我的話，我可能會每晚把安眠藥留下來，等到數量夠了，再一次吞下去。」

一小堆白色藥錠，無數個失眠的夜。想都別想。

接著，喬治想要知道我們是否會陪他去瑞士。當然了，我們會帶他去。我們會陪著他直到最後。

「我覺得你們『帶他去』並不妥，我倒寧願你們是到那裡與他『會合』。」

我注視著貝爾維尤宮酒店的網站首頁，看見了我與芭斯卡兒圍著我爸爸，三個人坐在露天平台上，一同沉浸於六月的舒適天氣與柔和光芒當中。

不，我不會取消訂房。

我與亞蘭．卡瓦利埃導演在露天咖啡廳碰面。這家咖啡廳位於一棟小型現代建築物的石板空地上。

他示範如何操作他的攝影機。我看著他拿著金屬盒子的手指，他的拇指指甲月牙看起來極為寬大，就像是半垂著的白色眼皮。

我試著操作。這是我生平第一次拿攝影機，但因為我的動作太大，所以影像是晃動的。

我又試了一次，這次好多了。

亞蘭教我什麼樣的距離才不算太近或太遠。

他測試聲音。

很好，我可以拿去用了。

當我走在診所的路上，我自問，亞蘭是否就是用我懷裡揣著的這台攝影機，拍攝自己已經死亡的父親？

「這是什麼東西啊？」

「這是數位攝影機。」

我爸爸臉上顯出失望的神情。當我向他宣布，我要借一架攝影機拍攝他時，他一定沒想到會是一架體積如此龐大的黑色機器，而且上頭的充電器活像是米老鼠的耳朵。

「這是亞蘭的攝影機，他借我的。」

「啊哈！」

亞蘭的電影，他幾乎都看過了。

他挺起身子。

「那好吧，我該怎麼做呢？」

「你得表達去瑞士的意願，就像如果你可以寫字的話，你會怎麼寫就是了。」

他點點頭。

他直挺挺地坐在輪椅上，雙手貼著扶手，看起來就像是端坐於王位之上。

他清清喉嚨。

他雙眼直視著攝影機。他已經準備好了。

「我親愛的孩子和孫子……」

他大動作地抬起了左手手臂。

「……我想，我希望你們能夠體諒我今天所做的這個決定……」

我從沒見過這樣的他，也從沒聽過他這樣說話。他像是在進行競選活動。

「我極為榮幸地擁有一個充實的人生，一個事實上十分美好的人生……」

我咬著臉頰內側，免得笑出聲來。

「……現在，這個人生即將到達終點。我要向你們說再見，同時祝福你們，也能夠擁有一個由探索與邂逅所構築而成的美好人生……」

他遲疑著。他想要補充些什麼嗎？我一句話也沒說。我不能以任何方式引導他說話，或是介入拍攝過程。

「……以上。」

他手臂貼回了扶手，對著攝影機微微一笑。

「我表現得怎麼樣？」

佛朗索瓦絲把影帶放進一台機器裡，接著打開了螢幕。時間碼開始跑。

她走出了剪輯室。

我獨自待在這個小小的空間裡。

我爸爸出現在螢幕上。

當下，我忘記了他那些有如眾議員的手勢動作，以及有如照著提詞機逐字逐句進行的朗誦。我眼中只有他小小的頭顱，還有他的雞脖子。他那張皺巴巴的臉，如同身上的襯衫一般灰暗。第一次，我發覺爸爸已經老了。

影片結束。螢幕暗了下來。

我打開門，佛朗索瓦絲進門來，按下了按鈕與按鍵。機器送出了一張溫熱的ＤＶＤ光碟。

我在離開之前問她，亞蘭是否就是用這架攝影機拍下他死亡的父親。

是的。

在地鐵中，一路上，當我掃視周圍，眼中似乎只看見老人，而當我一低垂了眼，在透明的盒子裡盯著我看的那張ＤＶＤ，好似一個白色的大瞳孔。

「小曼。」

他豎起了拇指與食指，表示有重要的事情要說。

「或許是進行我的告別式……式的時候了吧？」

他微笑著，就如同每一次他故意加重摩擦音，學外婆說話時那樣。

他已經想好了一份「待召見」的親友名單。

我要他當心，別讓太多人知道那件事。

我們無法預測別人會有什麼樣的反應。

他聳聳肩。

他第一個希望見到的人是他的美國表妹，她絕對是整個家族中與他最為親近之人。

最近這些日子以來，他們談過許多次話，可他還沒有像他自己所說的，對她直言不諱地說出這個決定。

他希望由我來。
我不要，那是他的決定。
他堅持，他在電話裡發音很不清楚，所以她會沒有辦法聽懂。
不要。
但最後，我還是讓步了。就如同喬治所說，我爸爸是個十分固執的人，所以很難拒絕他的任何要求。
他連查電話簿都不用，便完整地給出了他表妹的電話號碼。他開心地咯咯笑。
現在是紐約的早上十點，她在家。
我向她解釋了這一切，她打斷我，要我重說一遍。
與此同時，爸爸一直盯著我拿著的電話不放。
電話的另一端沉默了，令我想起和畢爾斯律師通話時的那陣漫長無比的沉默。
而後她說：
「請他聽電話。」
我把電話給他後，便走出了房間。幾分鐘之後，我回到房間，爸爸已經講完了。他把手機還給我。
「她很反對。」
他的嘴角下垂，可是雙眼卻炯炯發亮。

「她要來這兒，她想讓我改變主意。」

我走出診所。公車來了，我恰巧趕上。車子開動的同時，我似乎看見了G．M的車子正繞過街口。

這座狹窄庭院的玫瑰正繽紛盛開，候診室的電熱器也已經關了。夏天的腳步近了，六月十一日就要來臨。

門的另一邊響起鑲木地板的嘎吱聲。終於輪到我了。

我一邊走上街道，一邊打開手機。有一封芭斯卡兒的語音訊息。她的聲音聽來遲疑。

我立刻回電話。

她告訴我，畢爾斯律師不久前得知自己罹患不治之症，因此自殺了。

我幫不上你們的忙，這句話形同空無之中的嘟嘟聲。

街角那家大藥局的玻璃櫥窗上，映射出我蒼白的身影。

我們姊妹倆一起到診所去告訴爸爸這個消息。他遲早會知道的，所以不如由我們來說。

「太可怕了……太可怕了。」

他的頭垂到了胸前，接著，開始從左到右、從右到左，不停地搖動。

我爸爸的美國表妹無法獨自行動，因此她的一個女兒陪她一同前來。她們在飯店一擱下行李，便立刻趕往診所。

我在她們到達前離開。我寧願讓他與她們獨處。

我爸爸推開了面前的那一盤肉餡捲。他一口也沒吃，他不餓。他與表妹的重逢並不怎麼愉快。

他試著解釋，但她不聽。她告訴他，自己已經失去了父親、哥哥與丈夫，所以不會讓最喜歡的表哥就這麼走了。

她還說，為了阻止他，她可是什麼都做得出來。

甚至包括向警方舉發。

他將那張肌肉攣縮著的臉轉向我。

「或許你跟她說才是對的。」

不。

我已經承受夠了這一切，甚至還承受得太多太多了。我對他處處退讓。現在，已經夠了。讓他自己去解釋吧。讓他自己和他的表妹、和所有人去想辦法吧。

我真的受不了了！

我真想把他的盤子、麵包、酒杯等所有放在桌上的東西，甚至包括那張桌子，都一起拋擲出去，然後大聲喝叱他別吃了！餓死算了！不要再來煩我！

可是我沒有這麼做。

我要走了。

金屬門拒絕打開。晚上七點過後，需要密碼才能離開診所，我忘記密碼了，可是接待處沒有人在。我就要和這些恐怖的老人一起關在這裡了。他們會像《印度墳墓》⑬中的痲瘋病人，或是像殭屍一樣地往我這裡過來。

我要出去。

一名助理護理師突然出現在玻璃門的另一頭，幫我開了門。

終於呼吸到了外頭的新鮮空氣。

我沒有服用Lexomil。我只是不停地走路，我快步地走了好久好久。我的雙

---

⑬一九五九年德國電影，由弗里茨·朗執導。

腳、我的腳踝、我的小腿肚、我的膝蓋關節、我的大腿肌肉、我的身體全在自行走著。球鞋底下的人行道愈來愈柔軟，軟得幾乎像是橡皮，而我只能什麼也不想地跟隨著自己的身體。

我可以不斷走著，不在乎走到何處何地，就這麼筆直前行，直到世界的盡頭。

可是塞吉在等我。

我輕輕地敲門。沒有回應，於是我輕手輕腳地進門。爸爸在輪椅上睡著了。最近的他忙壞了。他的美國表妹帶他去龐畢度中心參觀俄羅斯畫家康丁斯基[14]的展覽，還帶他去巴黎大皇宮看安迪．沃荷的畫展。此外，他還接受了許多人的採訪。他正在進行「巡迴告別演出」。

我在他面前的那張凹紋椅子上坐下。

眼前的他顯得孱弱。

中風之前，他固定會做體操、腹肌運動，以及舉啞鈴。可是現在，他的大腿肌肉——如同手臂肌肉——已經變成了肥肉。

而我也覺得他的腳和以前相比起來小太多了。

他穿四十一號鞋。有時，我會送鞋子給他當做生日禮物。第一雙是白色的Puma魔鬼氈運動鞋；後來，我用我的第一筆版稅，買給他一雙牢實的冰糖栗子色高級威士頓（Weston）皮鞋——他幾乎從來不穿，說是太硬了。

我端詳著他的左手，以及拇指側的那道疤痕。

隔壁房的電視聲逐漸模糊。此刻，我只聽得見爸爸的呼吸，以及他細微的鼾聲。

現在，他就在這兒，距離我是如此之近，因此我可以伸手摸摸他的膝蓋，或是捧住他的臉，也可以站起來，親吻他的腦勺，也可以像小時候一樣，試著咬住他的鼻子，或是拉扯他前臂上的金色毛髮，又或者將頭埋進他的脖子，聞聞他的氣味。

然而，再過一個星期，他就不在了。

我再也見不到他。永遠都見不到了。

「爸爸！」

他才一睜開眼，便將視線移至我身後。

我轉過身。

「啊，你可以把『這個』拿走。」

「這個」是一束花，花莖浸在裝滿了水、充當花瓶的塑膠袋裡。我拿起了這束花。塑膠袋的部分鬆軟地鼓起。

⓮ Wassily Kandinsky，一八六六——一九四四年，被認為是抽象藝術先驅。

「好一顆涼睪丸。」

我爸爸噗嗤一聲笑了出來。「你說什麼？」

我把這個柔軟的容器放在他的左手手掌上。

他掂了掂手裡的東西，重複地說：「涼睪丸。」

他發出了奇怪的聲音。這種自後咽部與鼻腔所發出的聲音，我之前從沒聽過。

他笑到眼淚都流出來。

整張臉都脹紅了。

「爸，別激動。」

我試著拿開他手上的花束，可是他不放。

他開始打嗝。左側臉頰上，閃動著兩滴卡在鬚根之中的淚水。

「涼睪丸。」他笑得喘不過氣來。

我站起身子，想替他拍背，可是我的臂膀卻懸著不動。

為什麼不動？或許我在想，這樣子死去，難道不會比到瑞士服藥好？

我於是坐下。

打嗝所造成的抖動，間隔愈來愈長，終於，他恢復了正常呼吸。

他的氣色紅潤，神采奕奕。他，已經不再是個老人，而是我從前的那個爸爸。

我站起來抱住他，親吻他的頭頂，並將頭埋進他那件似綠非綠的格紋襯衫領子裡。

我的爸爸啊。

當我帶著那束花，走出他的房間時，他又開始笑了起來。

當我回到家之後，發現我爸爸的美國表妹留了好幾通留言。她不管如何就是要與我和芭斯卡兒見個面。

等到星期一，我再打給她們吧。

這個週末，我不會去診所。我爸爸等著與那幾個沒辦法在平日到診所看他的朋友見面。而且，他還得與諾耶米、拉斐爾以及我媽媽談一談。

外頭天氣很冷，而且還下著雨。我與塞吉分別在各自的書房裡忙著。我一而再、再而三地重新檢視伯恩之行的所有細節。

星期三上午十點，我爸爸要搭救護車出發——這樣他會比較舒適。我們已經預先告知診所管理部門，他得回鄉下一趟，以處理公證人的問題。

從巴黎到伯恩的距離是五百八十五公里。我們得在傍晚五點或六點，在貝爾維尤宮酒店會合。

芭斯卡兒、迪奧莉卡（我爸爸以前很喜歡的助理護理師）和我，會搭早上七點三十五分的飛機於八點五十五分抵達伯恩。

我爸爸硬是堅持要我們到保羅・克利中心走走看看，等他抵達伯恩（儘管這座中心令他有些失望），「不然，你們就得閒晃一整天了。」

他一抵達之後，迪奧莉卡會替他梳洗更衣，待他歇息一會兒之後，我們再下樓共進晚餐。

也許他到達伯恩之後會改變心意，和我們一起回巴黎。

我問瑞士女士，是否曾經遇過顧客放棄預定行程。她回答只有一次。一名老邁、身患重病的男士由他年輕的妻子陪同前往，他們夫妻倆在伯恩街頭漫步。他為了兩人共度的最後一個夜晚，特別送了她一件紅色洋裝，在她換裝的同時，他在酒店吧檯等待。當她穿著紅洋裝現身時，他覺得她實在太漂亮了，於是決定繼續活下去。

隔天，他們招待瑞士女士與他們共飲香檳，而後離去。

差不多一個月前，我爸爸告訴我，前一夜在Canal Plus電視台的「大時報」談話節目上，看見「一個很棒的男人」——美國時尚攝影師大衛・拉切貝爾（David LaChapelle）。他還說：「你看，為了一個像這樣的男人，我可以放棄去瑞士。」

也許我該試著聯絡拉切貝爾？並且把他帶到我爸爸的面前？

停！別傻了。

我還得打電話到伏爾泰餐廳。

接電話的是傑利本人。當我把我爸爸所發生的事情告訴他之後，他發出了驚叫。他替我預約了星期二中午十二點半，一張露天座位區的桌子，因為餐廳不便輪椅進出。

「如果下雨的話呢？」

「露天座位區上方有遮雨篷。而且我們也會好好地照顧他……你們要多親親他啊！」

「星期二見。」

我掛上電話，離開書房。

要是塞吉不在的話，我會把自己鎖起來，躺著看恐怖片與戰爭片。

或是，外出購物。

雨滴一點一點地落在我的雨衣連衣帽上；啪、啪的敲擊聲，在我的頭裡不停地迴盪，並且為我的步伐打著節拍，就像是一首軍事進行曲，也就是《金甲部隊》⑮

⑮ *Full Metal Jacket*，一九八七年由導演史丹利．庫柏力克執導的電影。

裡，那首由一群菜鳥齊聲唱出那名教官不斷重複的老調。

Papa and Mama were lying in bed（爸爸和媽媽躺在床上）
Papa and Mama were lying in bed（爸爸和媽媽躺在床上）
左腳、右腳。
Mama rolled over and this is what she said（媽媽是這麼說的：她在床上翻滾）
Mama rolled over and this is what she said（媽媽是這麼說的：她在床上翻滾）

我爸爸在看過這部電影之後，口裡吹著這首曲子，並且拉開嗓門大喊：「Sir Yes Sir」，還挺直背部，抬高下巴，學著做了個立正的姿勢。

他逗我笑了。

一二、一二。

所以我為何要退讓
所以我為何要退讓

軟質果筐在我的手腕上前後晃動。

當我爸爸要我幫忙
當我爸爸要我幫忙

然後我再也停不下來：無論是在蔬果店、魚店、麵包店，或者是電梯裡，我不斷地尋找押韻字，不斷地計算音節。

最後，我推開了房門，看見了塞吉。

槍放下，稍……息！

我爸爸打電話過來。

「好了，我已經跟你媽媽說了。」

「結果呢？」

「沒有什麼結果。感覺她也不怎麼激動。」

他嘆氣。

「我不懂，我讓她吃了那麼多苦頭，但是她卻沒離開我。」

我打電話給我媽媽。

「爸爸跟你說過了？」

「是的。他很激動，我倒是沒那麼激動。」

「不過，你不會太沮喪吧？」

「完全不會。」

＊

我們的美國表親又留了訊息給我們，這次芭斯卡兒也收到了。

我們敲定了：隔天星期一早上十一點時，在她們下榻的飯店酒吧見面。

芭斯卡兒打電話給我，「不如盡快去那裡，和她們談一談？」

好啊。

她們會等我們，而我爸爸也會和她們一起。

我本來舒舒服服地在沙發上，依偎著塞吉。壁爐的火正燃燒著。

走了。我站起來，披上厚夾克。不一會兒後，人就在雨中的灰色天空下了。

我遠遠就看見我妹妹的白色雨衣出現在街道的另一端。我們一起走進飯店。

他們都在。媽媽、女兒、爸爸，三個人圍著一杯茶坐著。匆匆地親吻打招呼之後，我們便入了座。

這對母女坐在我們正對面。同樣的灰色頭髮，同樣盯著我們不放的眼光，她們倆可真是相像。

我看見她們身後是一座庭院。地面鋪設的石板與石板之間，冒著顏色接近翡翠綠的苔蘚。真希望塞吉在這裡陪著我。

一名侍者遞給我一張長長的點餐單。

不用，謝謝。我不喝東西。

怎麼樣呢？

「你們爸爸跟我們解釋，說就算他想要改變心意，也沒辦法——」

我打斷她。

「可是，他直到最後一刻都還是可以改變心意的啊，就算是已經到了那裡也一樣。那名瑞士女士已經明白地告訴過他了，我們也不停地對他這麼說，對不對啊，爸爸？」

他低頭不答。

「他也對我們說，你們覺得他的病拖太久，已經受不了了，所以威脅他，要是他放棄去瑞士的話，你們就不會再照顧他。」

「你真的這麼說？」

他撇嘴，咬著自己的臉頰。

「爸？看著我們。你真的這麼說嗎？」

他抬起頭。

「我不記得了……大概吧……」

我似乎看見了他臉上的微笑。

我感覺到手指頭一陣酥癢。我握緊了拳頭。這隻手，即將猛力一伸，掐住他的喉嚨，用力地把他掐死。

鎮定，鎮定。我深呼吸。一次。兩次。

我略略地直起身，將雙手壓在大腿下，讓它們乖乖不動。

「你怎麼能說出這種話？」

他聳聳肩。

「為了不要讓人家來煩我。」

他的兩個表親朝他轉過身。

「你竟然跟我們胡說八道！」

他笑了起來。

我的雙手顫抖。於是，我用全身的重量壓著它們，將它們壓得死死的，然後，它們不動了。

「我不喜歡這樣。令尊這樣說，將會陷你們於不利。」

電話中，喬治的聲音聽起來相當嚴厲，甚至刺耳。

「在你們的錄影當中，他的意願表達得夠清楚嗎？」

競選的姿勢，有如照著提詞機進行的朗誦。

「我不確定。」

「那就再錄一次。一切都得清楚、有力。接著，把錄影母帶交給你們的公證人。你們有公證人吧？」

我們已經換掉了那隻青蛙，換成了一位超好相處，而且耳朵沒聾（他聽得懂我爸爸所說的話）的年輕公證人。

「當你們把錄影帶交給他的時候，別將裡頭的內容告訴他。要是他知道的話，就會成為共犯。」

好的。

「而且……我比較希望你們別陪他去瑞士。要是他當真決心想死，就讓他自己一個人去。」

「可是我們可以到那裡和他會合，並且在那個時候陪著他吧？」

「不，我比較希望你們『之後』再去。」

我關掉擴音功能，掛斷電話。

四周沉默得連壁爐燃燒的劈啪聲聽在耳裡，都像一聲聲爆炸。

再一次，《超世紀諜殺案》一片中的愛德華．羅賓遜獨自走進了那家白色的大診所。他的身影顯得如此渺小。

我感覺身旁的芭斯卡兒，身體瞬間變冷。

塞吉站起身。

「他說得對。」

芭斯卡兒與我一致端起了我們擱在桌上的威士忌酒杯。

我的喉嚨發緊，幾乎無法吞嚥。

當我妹妹走近壁爐時，她杯中的冰塊匡啷地碰撞著玻璃杯壁。

「是的，他說得對。」

我又喝了一口，又再一口。

我又看見美國表親指責的眼神，以及我父親臉上那抹淡淡的微笑。

我喝光了杯中的威士忌。

「是的。」

我們開始分配工作。芭斯卡兒負責提前通知救護車司機與瑞士女士，至於我呢，則是負責影片與公證人的部分。

接著，我們得到診所去告訴爸爸，他得一個人出發。

「你想這會令他改變心意嗎？」

「不，我不這麼認為。」

「我也是。」

芭斯卡兒得回家去。

我真希望她能夠留下來，和我一起睡在同一個房間，而因為我們都毫無睡意，所以會整夜躺在我們的雙拼單人床上，不停地聊天說話。

就像我們小時候。

可是電梯門開了，我妹妹也走了。

明天見。

我溜進了書房。

我不想再次麻煩亞蘭・卡瓦利埃。

於是我打電話給東妮。是的，她有一架攝影機可以借我。明天早上，我可以到她的製片公司辦公室去拿。

太好了。

我寫了封電子郵件給那位年輕的公證人。

我問他，是否可以於星期三專程前往診所一趟，好讓我爸爸將重要文件親手交給他？

接著，我在迪奧莉卡的電話答錄機留言，告訴她我爸爸已經修改了行程，所以我們不會去瑞士。

最後，我取消了機票。

以及貝爾維尤宮酒店的訂房。

今天事情就做到這裡吧。

東妮的辦公室溫暖得很舒服。她正在準備一部電影的拍攝工作。當她向我解釋她那架攝影機的操作方法時，我直聽見薄隔板的另一邊傳來手機鈴聲、笑聲，以及咖啡機的轟轟聲。我大可以一整天都待在這裡，置身於這團喧鬧紛擾當中，可是東妮有別的約了，而我也得和我妹妹碰面。

攝影機的深色皮套與掛肩背帶，看起來就像手槍皮套。

東妮摟著我，送我到了門口。當她手一鬆，我頓時覺得寒冷。

我在樓梯上與一名戴著安全帽、穿著黑色連身皮衣的男子擦肩而過。他戴著手套的雙手，捧著一個裝滿金黃色奶油泡芙的白色紙袋。當他走過我身旁之後，我不禁回過頭——天花板燈的光芒照亮了他的安全帽，也讓他皮衣的大腿部位顯得光滑。

我爸爸一定會喜歡這個人的。

我到診所附近的咖啡廳與芭斯卡兒會合。

從昨天中午開始，我什麼都沒吃。她也是。

我們點了咖啡和一塊三明治，我試著把這塊三明治分成兩半。

我妹妹從提包中拿出一本小小的記事本。

「我得把所有的東西都記下來，不然我怕會忘記。」

瑞士女士向她仔細解釋了某些要點。在出發之時，我們得千萬記住將我爸爸的證件與戶籍謄本交給他——這些文件，會隨著他的遺體交還給我們。

遺體……

救護車得在上午十一點半之後再抵達協會，不然公寓裡會沒有人。醫生會從很遠的地方搭火車前往協會，她也是，而且她還得去「備齊所有必要的物品」。

我打斷芭斯卡兒的話。

「你是說『公寓』嗎？」

此時我幾乎看見兩個小小的房間，燈罩、鋪在會嘎吱作響的鋪木地板上的一張舊地毯。愛德華．羅賓遜進入那間大型診所的影像，終於從我腦中抹去。

芭斯卡兒繼續說。瑞士女士希望我們「在那之後」，最晚於下午三點前到達，處理所有與警方和葬儀社相關的手續。

我定定地看著那塊三明治。麵包夾層中的粉紅色火腿片往外垂了下來，像是朝我吐著舌頭。我不知道自己到底是餓了，還是想吐。

*

我妹妹也打了電話給救護車司機。
他們將於星期三晚間十點半左右到診所接我爸爸。
在救護車車速維持平穩的狀況下，他們將於隔天上午左右抵達伯恩。
她闔上記事本。
她站起來。我跟著她。
在往診所管理單位走了幾步路之後，她猛然停下腳步。
「你有意識到了什麼嗎？」
「沒有。」
「我也是。」
她的深色雙眼顯得無比巨大。

他臉望著門，像是等著我們前來。
當他一看見我們，便淚流滿面。
「爸爸……」
他開始搖起頭來。
「我受夠了……我早該在有機會的時候，一把轟掉自己的腦袋。」
我該抱住他，可我卻辦不到。

「別哭了，給你……擤擤鼻子吧。」

我遞給他一張面紙。

「在昨天發生那些事之後……」

「別說了。我不想再聽到關於昨天的事了。」

「昨天發生那些事之後，我們打了電話給可吉曼。他認為由於你說了那些蠢話，所以如果讓我們陪你去那裡的話，會太冒險。」

他聳聳肩，擤了鼻子。

「總之，要是你真的堅持要去那裡的話，最好一個人去。」

他一下子挺直身子。

「很好，我想我也喜歡這樣。」

他的臉上完全沒有任何哭過的痕跡。

「你們要跟我說的就是這些？」

「不，我們還得替你重新錄影。上次錄的並沒有成功，因為你給人照稿子唸的感覺。」

芭斯卡兒離開了。在她關上門之前，我注意到她的面色十分蒼白。

我從皮套中拿出攝影機。

「小曼！」

他笑容滿面。

「關於我的『計畫』，他是怎麼說的？」

「哪個他啊？」

「啊，他叫什麼名字呢……？」

自從他上回「身體不適」之後，努力回想人名、結果徒勞無功的頻率，是愈來愈高了。

「就是你的律師……」

「可吉曼嗎？他說，若他是你，就絕對不會要自己的小孩幫忙。他會自己想辦法。」

他的笑容瞬間凝結。

「是這樣嗎？反正我可以跟你說，有很多人覺得我很有勇氣，並且還崇拜我。」

「再過一個月，我就八十九歲了。要是我年紀少個十歲，或許我就會選擇繼續奮鬥，不過，這我也不是那麼確定就是了。我現在可以肯定的是，我不要一個像現在這樣的人生。我對這樣的人生一點兒興趣也沒有。一切都完了。我算是不能再到處走，也做不到尋常生活中最為普通的動作。我也不能再好好享受我所愛的一切，我什麼都享受不到了。我不能再和你、和拉斐爾一起旅行，也不能再帶什麼東西給你……我不想要以這種狀況繼續活下去……而且這只會拖得很久很久而已……所以這樣決定比較好……」

錄影帶從機器中跳出。我把錄影帶連同DVD裝進一個防撞信封內。我撕開自黏膠帶保護條，將信封的封口貼住。好了。

那名年輕的公證人傍晚時來到了診所。他腋下夾著安全帽，雙頰因為騎摩托車而變得紅撲撲。我爸爸將那個信封交給他，但不明說裡頭的內容物。公證人離開。

「BCDF。」

當我轉身準備離去時，我爸爸叫住我。

「明天的伏爾泰之約沒有取消吧？」

「當然。」

他鬆了一口氣，表情極為開心，我的眼眶不禁充滿淚水。

我折回他的床邊，親吻了他。

*

當我回到家時，收到了一封芭斯卡兒寄來的電子郵件。

她決定星期四不和我去伯恩。

她希望在那一天能夠待在她的孩子身邊，向他們宣布外公的死訊，並且回答他們的問題。

我希望你能夠體諒我，並且願意獨自前往處理所有的手續。

我感覺自己渾身癱軟無力。我的頭伸向前，垂落在書桌上，我無法動彈，只能在淡淡的塑膠加熱味道中，任鼻子貼住電腦螢幕的白色邊框。

雖然下著雨，不過擋雨板完全遮蔽住了露天座席。羅浮宮上方的灰暗天空已微微露出了天藍色的鑲邊。

傑利繞著我們這一桌打轉，把菜單遞給我們。我爸爸不需要菜單。他從好幾個月前就知道自己要點什麼：酪梨葡萄柚沙拉，還有比目魚（當然是配薯條了）。塞吉也點了比目魚，還有一份蟹肉沙拉當開胃菜。我點了兩盤前菜：橄欖油檸檬蕈菇，以及鵝肝。不過，我想我應該一口也吃不下。

還有一瓶貝沙克—雷奧良產區的波爾多。是我爸爸以前習慣點的法蘭西堡紅酒。

傑利替我們斟滿杯子。

塞吉舉起他的酒杯。

「安卓，我敬你。」

「我的大個兒，我也敬你。」

我邊和他乾杯，邊認真地看著他。

「爸爸，我敬你。」

「女兒，我也敬你。」

他的藍色雙眼發亮，兩道金色的眉毛依然亂蓬蓬。當我小的時候，也有幾乎一模一樣的眉毛。

傑利在桌上擺放了麵包、奶油、香腸，以及一些紅皮小蘿蔔。

我爸爸喝光了杯中的酒，要塞吉幫他再倒一杯，還要我幫他在烤麵包片上抹奶油。

他狼吞虎嚥地吃掉了幾片香腸。

「吃慢一點。」

他聳聳肩，一口咬下了麵包。

突然之間，我想起當自己還是個龐大的青少年時，時常夢想自己來日不多，因此可大吃特吃自己所喜歡的食物，完全不用擔心變胖。

讓他吃想吃的東西吧。

太陽重現天邊了。

儘管堤防上車行眾多，空氣依然如滌洗過一般，近乎純淨。

我身後的三名男士暫時中斷了生意上的談話，轉而聊起了他們預定的暑假計畫。

塞吉咬著一根小蘿蔔。我爸爸邊咀嚼，邊打量著每個新來的客人。

六月的某一天，一頓露天座席上的尋常午餐。

我猛然站了起來。

「我等會兒就回來。」

我一把抓起包包，趕忙走進盥洗室。

我一鎖上門，眼淚便撲簌簌地流。我按下沖水鈕，好掩蓋住自己的嗚咽，然後哭了起來。無論是在孤獨的青少年時期的床上，或甚至是待在上坡路上的等候室（正如這幾間廁所般地狹小），我從來就沒像現在哭成這樣。

我整個身體突然放鬆。我的呼吸逐漸平緩。淚水，也不再流了。

情緒已經宣洩完了。

撲點粉，塗口紅、畫點眼影，再梳幾下頭髮，我走出了盥洗室。

一堆蕈菇正等著我。

爸爸的沙拉幾乎已經吃完。

「正如我想要的一樣。」

我推開了我的餐盤。

當我幫他把比目魚切成小塊時，他不停地用手抓盤中的薯條吃。

他問塞吉關於電影博物館的事情。

布紐爾⑯的電影回顧展自明日開始。

「我很想再看那部幾個男孩毆打一名乞丐的影片……」

「《被遺忘的人》（*Los Olvidados*）？」

「對！」

塞吉談起自己的某一項計畫：一個獻給導演史丹利．庫柏力克的展覽。

我爸爸的臉一亮。

「我在雨中歡唱（I' m singin' in the rain）！磅！磅！」

他每回想起英國男演員馬爾科姆．麥克道威爾（Malcolm McDowell）在《發

⑯ Luis Buñuel，一九〇〇——一九八三年，西班牙國寶級導演。

條橘子》[17]電影裡，一邊猛踹著他意圖強姦的女子丈夫，一邊模仿金・凱利（Gene Kelly）的片段，總是會感覺興奮。

他對我指著他吃光的餐盤。

「我想要再來點薯條。」

一對老夫婦走了過來。

「安卓……你好嗎？我們今年夏天會在貝魯特見到你嗎？」

「不會，今年不會。」

「真可惜啊……那麼，希望很快再和你見面了。」

我爸爸目送著他們的背影遠去，嘆了一口氣。

「根本想不起來這兩個老傢伙是誰。」

暴雨又開始狂下，雨點中夾雜的冰雹紛紛迸落在人行道上，而後朝我們彈射了過來。

塞吉拉了桌子，讓我們躲開冰雹。接著，他親親我爸爸的臉頰，說聲「明天見了」，便回去繼續工作。

*

「你怕嗎？」

「怕什麼？」

「死亡。」

他搖頭，不過不是像平常那般絕望地垂晃，而是生氣蓬勃地使勁搖動。

「完全不會。」

接著，他又在他的莓果拼盤上加了鮮奶油與砂糖。

我拿起了一顆草莓。飽滿發亮的果實，一顆顆迷你的籽就像是寒毛。如同我爸爸的鼻子。

我端詳著他的臉。

喉頭突然一緊。

兩天之後，什麼都沒了。

除非他改變心意。

一輛黑色賓士沿著人行道停靠。司機繞過了車子，準備打開後車門。要是下車的人是大衛·拉切貝爾呢？他的作品展幾天前才剛結束，今天早上才結束所有參展

⑰ *A Clockwork Orange*，一九七一年上映，由美國導演史丹利·庫柏力克執導，是一部充滿爭議性的電影。

作品的撤收工作，由於貨幣飯店離這裡不遠，所以他過來吃午餐。一定是他，我確定。我要從座位上跳起來，抓住他的手，牽他過來，然後……

然後什麼都沒發生。一名面有慍色的婦人下了車，走進了餐廳。

呵……啊。我爸爸打了呵欠。

他閉起了眼睛。他累了。

我叫了輛計程車。

由於我叫的是ＰＭＲ，一種專門接載行動不便人士的車輛，因此得等待二十分鐘。

我爸爸閉上了眼睛。

我爸爸的教子尼古拉——他也是我的童年玩伴——已經在房裡等著他了。這一個月以來，他幾乎每天都來看我爸爸。

在尼古拉之後，還會有其他接連不斷的探視。我不要留在這裡。

我明天再來。

明天，是星期三。

當瑞士女士打來時，我人正在公車上。不，我不能晚一點再回電話給她，因為她一直到明天為止，都沒辦法接電話。

公車上滿是乘客。我盡可能地小聲說話，想只讓她一個人聽見，但是她完全聽不清楚，一直要我重複再說一遍。她要事先提醒我，不能像救護車一樣，直接從樓房的庭院進入，而是從馬路上的主要入口進入。我得在對講機上按下18的按鈕。

至於款項支付方面，我可以選擇匯款或是現金支付。醫師費、物品購買，以及雜項支出等款項，加起來差不多是一千五百瑞士法郎，不過確切的數目她還沒辦法確定，得等到星期四那天再說。

她給我她的手機號碼，以防萬一。說完了。

那麼祝您今天過得好了，貝爾南女士。

星期四早上十點二十四分，有一班火車從巴黎里昂車站出發，在瑞士巴賽爾轉車之後，於下午兩點二十七分抵達伯恩。

正合我意。

我還在美景飯店訂了一間雙人房。我的朋友卡特琳．克萊提議陪我一起去。

芭斯卡兒打電話來。

她向伯恩的葬儀社要求：我爸爸的棺木得在面部部位上開扇玻璃小窗，好讓我們能夠在他入土前，仔仔細細地看他最後一眼。

＊

時間是晚間八點半。我已經躺在床上了。

我不知道塞吉在他的書房裡，還是在客廳。打從我們同居以來，這是第一次我不想、也不需要他陪在我身旁。

我只想要所有人都別來煩我。

我打開電視，拇指緊捏著電視遙控器。

驚悚影片台。

奪魂鋸。

影片一開始，兩個男人被捆縛在一間被遺棄的地下室兩邊，中間躺著一具血淋淋的屍體。

太好了。

我背靠著枕頭坐著，拉起被子蓋住了下巴以下的身體。

感覺真溫暖舒服。

「你昨天在做什麼？」

「我看《撒旦的情與慾》⑱這部電影轉換心情……那你呢？」

「我看《奪魂鋸》……」

我們談起《奪魂鋸》中某個主角自行鋸斷的一隻腳；《撒旦的情與慾》中，女主角夏洛特．甘絲堡（Charlotte Gainsbourg）貫穿了男主角威廉．達弗（Willem Dafoe）腳踝的砂輪。

我和妹妹同時大笑了起來。

我們瘋狂地笑著，如同我們小時候。

雨下得猛烈。我拉上雨衣拉鍊，走上了灰色的坡道。

今天，我的腳步急促。

我不看自己在街角藥局的玻璃櫥窗上所映出的身影，也不看庭院裡的玫瑰叢。

我也不坐在等候室裡。我拿著雨衣，站著。我已經準備好了。

準備好進入，準備好大聲吶喊。

「願我爸爸死去，了結這一切。」

瑪麗詠陪了我爸爸好一陣子，她想要最後一次確認我爸爸的決心。他們談了許多，她一再地試著勸他，但沒有用。

---

⑱ *Antichrist*，二〇〇九年丹麥導演拉斯．馮．提爾的電影作品。

她那悅耳的聲音開始變得低啞。「安卓他……」（她擤起了鼻子）。

六點半時，我在診所大廳與塞吉會合。我們遇見了雙眼通紅的尼古拉，尼古拉緊緊地抱住我。我搶在他開口之前問他，我爸爸是否一個人在房間裡。

不是。G．M正和他在一起。

芭斯卡兒也到了。她半打開自己的提包，給我看她帶來的一小瓶威士忌。在等候救護車抵達之時，就讓這瓶威士忌為我們提振心情吧。

G．M在。他向我們問好，同時請我們明天打電話通知他。他顯得如此激動，以至於我忍不住答應了。芭斯卡兒嚴厲地瞪我。

我們的爸爸雖然疲累，但是心情大好。

他細數著所有來看過他的朋友。

「我發現有很多人真的很在乎我。」

「他們也都希望你改變心意。」

他精力充沛——幾乎可說是歡喜地搖著頭。

「G．M想跟我一起上救護車，不過我拒絕了。我不想要有人哭喪。」

芭斯卡兒拿出了那一小瓶酒，她也沒忘記帶紙杯過來。塞吉不想喝，我爸爸也不想。他從好一陣子以來便完全不喝酒，免得在出發前身體出了毛病。我從在伏爾泰餐廳之時，以及之後，幾乎都沒吃東西。威士忌讓我的胃部灼熱，不過我還撐得住。

我們告訴所方，我們爸爸得請四十八小時的假，因此得替他準備攜帶物品。我在他的旅行袋裡放進了幾件乾淨內衣褲，一件毛衣、兩件襯衫，一包尿布，而我妹妹則是忙著準備他的盥洗包。

當夜班助理護理師過來的時候，我們會跟她要一個裝藥丸的小盒子。全都準備好了。

芭斯卡兒又替我們倒了一杯酒。

我的頭有點暈。

我們也預計給彼此單獨和爸爸相處的時間。在輪到我妹妹時，我便會去買開心果和杏仁。

有人敲門。

我去開門。

一名護理師與診所副主任進門來。

他們得和我與妹妹談談，請我們跟他們到外頭去。

當我們都到了樓梯平台上，房門也闔起了之後，他們說，管區派出所剛打過電話。

有人去派出所備案，表示我們爸爸準備在今晚六點半搭上救護車，去瑞士進行一項令人髮指的行為。

「令人髮指的行為？什麼意思？」

「警方認為，就是去那裡進行安樂死的意思。」

混蛋美國表親。

「你們對這項計畫知情嗎？」

「我們只知道我們爸爸今晚得回鄉下，因為他明天有私人事務得處理。他不是被關在這裡的囚犯，所以想出去就可以出去，不是嗎？」

「我們的確不能阻止他，不過警方可以。他們可以來這裡擋住救護車，不讓車子開走。」

「是誰打電話去派出所的？」

「警方沒有說。我們要問令尊幾個問題，就我們與他而已，請您們在這裡稍候。」

「如果我們利用這個機會，放棄這整個計畫呢？爸爸不會怪我們的，因為要是最終沒能成行的話，並不是我們的錯。」

「總之得取消救護車才行，他們不能來這裡。」

可是我們的包包和手機都在他房裡。

我全身發涼。我需要另一杯威士忌。

護理師與副主任走了出來。

「您們可以進去了。」

他們走了。

爸爸情緒十分激動。

「到底怎麼了？他們問我一堆問題。」

「有人向警察舉發我們。」

「誰會做出這種事？」

「某個你又對他胡說八道的人。所以，我們不確定你有沒有辦法離開，因為警察想要阻止你。」

他開始哭了起來。

「太可怕了！」

我喝光了我的威士忌。手縮緊得厲害，連紙杯都給壓扁了。

「別等到十點半了，現在就離開這裡。我們叫一輛計程車去你家或是我家。我們再請救護車晚一點過來接。」

我立刻打電話叫了一輛ＰＭＲ。車行讓我在線上等候。

芭斯卡兒幫爸爸套上了一件天藍色的羊毛厚外套。她收好了所有的證件——身分證、戶籍謄本——一把塞進了她的包包裡。

等候的音樂終於停止。

您的車將於二十分鐘後抵達。

「太可怕了。」

「爸，別激動。一切都會沒事的，沒有人可以阻止我們帶你外出用餐。」

芭斯卡兒打電話給救護車司機，要他們別到診所來，她晚一點會再打電話通知他們地點。

她向爸爸解釋行程的更動。

他的情緒平復了。

我們又喝了點威士忌。

感覺好多了。

我妹妹的手機響了。

她立刻接起：「對，是我。」

我看見她皺起眉頭：「不，不是的，我們只是想帶我們爸爸去外面吃晚餐而已。他可是有權這麼做吧？」

她示意我拿東西讓她抄寫。一枝原子筆與《世界日報》。她草草地寫了幾個字

「……不用了，我會自己通知她的。」

她掛斷電話。

「我們八點時得到派出所說明……嗯……那爸爸要怎麼辦呢？」

「我們讓他上計程車，把他送到我家，塞吉會在那裡接他。我立刻打電話給塞吉。」

「可是，我正要趕著去電影博物館參加布紐爾回顧展的開幕式。」

「我很抱歉，但是我們沒有別的辦法了。芭斯卡兒家裡沒有人在。別管電影博物館吧，你得回家就是了。你在樓下等計程車，把車錢付了，再讓我爸爸進去家裡。我們會盡快回家裡跟你會合。」

通道看來通行無阻。夜班助理護理師應該在走廊的另一端。我按了電梯。

芭斯卡兒推著爸爸的輪椅。

時間是晚上七點多了，櫃檯空無一人。

我按下了出口的密碼；這一次，我記得了。

計程車到了。

我們讓爸爸坐進車子裡。「別擔心，一切都會很順利的。」

我給司機我家的地址。

車子開動。

外頭正下著雨。街道一片陰暗。我的手環抱著我妹妹的肩膀，我們兩人緊依著彼此，一同走向她的車子。

芭斯卡兒在派出所附近的幾條街上找到了停車位。為了謹慎起見，我們刪除了手機裡那名瑞士女士的電話號碼，並且撕掉了記事本裡相關的那幾頁。我撕碎紙張的同時，想起了我的一個老朋友。他因為警察突如其來地上門搜索，不得不將最有可能對他不利的紙張吞進了肚子裡。

芭斯卡兒轉身向我。

「走吧？」

哈——呵。她嘴裡散發著威士忌的酒臭味，想必我也是。

我搖搖我的包包，聽見了小珠子滾動的聲音。

是 Tic-Tac 薄荷口含糖。

我從包包裡翻出了那只藍色盒子，裡頭幾乎還是滿的。
「給你。」
我把一半給了我妹妹，然後把剩下的全倒進嘴裡。
我們拚命地嚼。
車子裡迴盪著「喀喀」的咀嚼音。
薄荷的涼勁逼出了我們的淚水。
我真想笑。我看見芭斯卡兒也是。
但現在不是時候。

一道大大的台階通往派出所。
一名理平頭、身穿皮衣的男人站在樓梯頂端。
「你們有什麼事嗎？」
「我們和彼得森隊長有約。」
他打量著我們。
「啊，你們是『那對姊妹』？跟我來吧。」
我們跟著他，爬了一道樓梯，又另一道樓梯，再走上一條幽暗的走廊。派出所裡頭空空蕩蕩的。在這裡的話，什麼事情都有可能發生在我們身上。

我的雙腿有千斤重。我想我可能是喝多了。幸好他慢條斯理地走著。我走在他身後，看見了他外套邊底下，露出了牛仔褲的皮標。

L36，W32。

他的尺寸和塞吉相同。

我知道很蠢，可是這令我感覺安心。

最後，我們來到了一個燈光明亮的房間，平頭男讓我們進入。

「彼得森隊長……」

我看見一名身材高大的金髮女子。她穿著超緊身的低腰牛仔褲，上半身的棕色V領毛衣襯托出她的長頸子。肩掛著的手槍皮套，令她薄羊毛底下的左乳略顯突起。

她臀部靠著辦公桌一角，雙腿交叉地站著。

就像美國警匪連續劇的女主角。

《法律與秩序》[19]的主題曲旋律，撞擊著我的太陽穴。

砰、砰、砰、砰、砰。

有那麼一會兒，我不知自己身在何處。

「女士們，晚安。」

指的是我們嗎？

她和我們握手。手腕的力道驚醒了我。

好了，我回過神來了。

「首先，我要跟你們說的是，你們的事件讓我感到非常為難。我萬分寧願處理的是強暴或騷擾案件，因為那簡單得多了。好了。我想，你們都很清楚，自己是來這裡『進行說明』的，意思就是，你們並未受到任何的指控——起碼，目前還沒有——所以隨時可以離開。不過，你們得要知道的是，認真回答我們的問題對你們比較好。由於有人備案，所以我們之間的對答將會直接上呈檢察官辦公室……」

是「地方檢察官」呢……我一定是在作夢。

砰！砰！

「我們有權找律師嗎？」

「你們有權做想做的事。不過，我再提醒你們一次，今晚，你們只不過是『到案說明』而已。」

我深深地吸了一口氣。

「我們是否可以知道自己被指控犯了什麼罪嗎？」

---

⑲ *Law and Order*，以警察與法律為題材的美國電視劇。

「刑法第二二三之六條：見危不助罪。將處以五年的徒刑與七萬五千歐元的罰鍰。」

「可是就我們爸爸的情況來說，真正的危險就是任他餓死，或是讓他想辦法用左手拿刀割腕。」

彼得森隊長的高挑身體突然有些駝了。

「我的哥哥去年死於一種可怕的癌症。要是我能夠縮短他的痛苦，相信我，我一定會努力去做的。我會做出跟你們一樣的事情。這就是為什麼，你們的事件讓我很為難……」

我看了手錶一眼，八點十五分。要是我可以打電話給喬治的話，就得現在打了，不然他就會外出用餐。

他立刻接了電話，我向他說明我們姊妹倆正置身何處。

「備案？太荒謬了！讓那個隊長聽電話。」

我把手機拿給彼得森隊長。

「律師晚安……是的……不，還沒有……我們會讓她們『分開說明』……」

她邊說邊不停地來回踱步。她的靴子踏著亞麻油氈，發出了細微的沾黏聲。

「我知道，不過檢察官……我自己也不喜歡這樣……我知道，我知道……我把電話給她。晚安律師……」

她點著頭，把電話還給我。

「艾曼紐嗎？向他們說實話，應該就會沒事。最重要的是，你們的說法得要一致。要是有什麼問題的話，就打電話給我。」

彼得森隊長攤開雙臂，做出一個抱歉的手勢。

「你們其中一位和我留在這裡，另一位得要跟著我的同事走……之後，我們再會合。」

我讓芭斯卡兒留在原地，而我則是跟著我記不住姓名的平頭男走。

我的手機響了，是塞吉打來的。

不行，我爸爸的輪椅進不去電梯裡。

「帶他去咖啡廳吧。」

帶我的警察進了一間以氖管燈照明的小辦公室。

辦公室裡唯一的窗戶是緊閉著的，透過骯髒的玻璃，我看見了鐵絲網。

他指定了一張椅子要我坐下。

「請坐吧。」

他打開了電腦。我看不見電腦的螢幕。

「我們和我的同事處於連線狀態。這樣一來，我們就可以對照比較你們的回話了。」

首先是我的基本資料。

照他兩隻食指打字的速度來看，我永遠都出不了這扇門了。

威士忌的作用開始消褪。我渾身冒汗，並且覺得冷。

他問起我爸爸這個人，以及他的疾病與健康狀態。

我全都跟他說了。

每當他察看螢幕時，手指就會停在鍵盤上不動。

從他結巴發問的情況看來，我猜，一定是彼得森問我妹妹什麼，他便立刻照著問。

手機在我的包包裡短促震動了兩次。

「我可以察看手機嗎？」

「沒問題。」

是塞吉傳來的簡訊：在街角的咖啡廳。結束了跟我說。

我回覆：比預想的還來得久。

「您父親為何是向你們提出請求，而非其他人？」

「你們和他的關係如何？」

「這種死亡的意願是出自於您父親本人嗎？」

「他第一次和你們談起這種意願，是在什麼時候？」

「他以前是否曾經以行動表示出這種意願？」

「他是否讓第三方知情？」

「是哪些人？」

氛管燈光閃爍不定，讓我的頭好痛。難道就像電影裡的情節一樣，是故意要讓我心慌意亂嗎？

「您大可以拒絕幫助他，為何您沒這麼做？」

「您是否曾經嘗試勸他打消主意？」

「您是如何聯繫上這個瑞士協會？」

塞吉傳來的簡訊。我的雙眼因為過於乾澀而灼痛。我勉強地讀出他的訊息：我不知道該怎麼辦？咖啡廳要關門了。下雨了，而你爸爸覺得冷。

我回他：你們去樓房的大廳等。順便上樓去拿件什麼給他蓋。

我需要透透氣，這間辦公室瀰漫著空氣不流通的悶滯味。但是我不敢要求開窗戶。

*

「若您的父親過世，他的財產將歸於何人？」

「您父母結婚時，是採何種夫妻財產制？」

「他們的夫妻共同財產制契約書在哪兒？」

「請問您的母親於整件事中扮演的角色？」

「她罹患何種疾病？」

「您表示，您的父親無法再提筆寫字，那麼，您有何證據，證明他做了如此決定？」

「那些影片在哪？」

「那些影片是由誰交給公證人的？」

嗡……嗡……（沒有消息！事態發展變得令人不安……）

「您的父親得在幾點出發？」

「他現在人在何處？」

「他現在就和傳簡訊給你的人在一起，對吧？」

「那個人是誰？」

＊

我的警察推開了椅子，以手撫著他那顆平頭，伸了個懶腰。

他按下印表機的某個按鈕。

「您要喝咖啡還是水嗎？」

「水。謝謝。」

他站起來，拿了一大瓶礦泉水，同時也拿起了一只玻璃杯，並就著顫動的光線檢視杯子是否乾淨。

「請喝吧。」

我喝了。我的喉嚨好乾。

他替我再倒了一杯之後，就著礦泉水瓶口直接喝了起來。

走廊傳來了腳步聲。辦公室門開了，是芭斯卡兒與彼得森隊長。

「你們三個人先等我。我要打電話給夜間檢察官……不會太久的。」

我的警察將一疊從印表機印出來的紙張，遞給隊長。她接過之後便離開了。

芭斯卡兒在我身旁坐下。

「還好嗎？」

「嗯。你呢？」

「很好。」

我的警察將窗戶略微打開。

一股新鮮的空氣進來了。我深深地呼吸。

「不曉得我們能不能知道是誰舉發我們？」

他搖搖頭。

「很遺憾，我無權告訴你們。不過，你們應該不難猜得出來。」

我看著芭斯卡兒。

「我很難相信，我們家族成員當中的某個人——我們的美國表親——就算她威脅要這麼做，但我很難相信她會做得出『舉發』我們的這種事。」

「那麼，一定是診所為了自保，所以這麼做。」

彼得森隊長回來了。她真的很漂亮。

「我和檢察官談過了。沒問題的，你們可以走了。」

平頭警察第一次對我們展露笑容。在那瞬間，我才發現眼前的他，原來是名十分年輕的男子。

「就我而言，要是我是你們的話，我一定會先將我父親的出發時間延後，好和我的律師溝通好說詞。」

彼得森隊長搖搖頭。

他們彼此之間討論了一會兒之後，她帶著我們走上走廊。

「我送你們出去。」

當我們走到了大階梯的頂端時，她對著我們微笑。我似乎從她發亮的雙眼當中，看見了淚光。

「我可以抱抱你們嗎？」

她給了我們一個擁抱。

她又一次對著我們微笑：

「順從你們的心聲吧。」

芭斯卡兒點了一根菸，我呼吸著她吐出的煙霧。我們一語不發地走著。我回過頭，派出所龐大的黑色外表上有兩扇亮著的窗，就像兩隻發亮的眼睛，正注視著我們。其中一扇窗的氖管燈，閃爍的速度快得如同眨眼。

順從你們的心聲。

時間很晚了，車行十分順暢。當芭斯卡兒開著車時，我打電話給救護車司機，給他們我的地址。他們最晚在半個鐘頭後就會抵達。

接著，我通知塞吉我們要到了——拖得還真久——並在喬治的答錄機裡留了訊息，請他盡快回電話給我。
時間已經是晚上十一點半。

我爸爸的輪椅就擱在一樓的電梯旁，坐墊落在地面。
芭斯卡兒撿起坐墊，重新擺回空著的座位上。

我爸爸面向著大門，在一張椅子上坐著。他一看見我們便激動地跳著身子。
「你們去了哪裡？」
「去派出所讓警察問話。」
「那麼，我們現在要怎麼做？」
「你還是堅持要走嗎？」
「因為發生了這種事，所以是更加堅持了。」

塞吉摟住我。
我把接受警方詢問的經過大略地告訴他。
我從沒見過他的臉色如此蒼白。
「那你們呢？沒有太麻煩吧？」

他有氣無力地描述我爸爸是如何不停地搖頭，驚慌喊著「完蛋了，完蛋了」；而他又是如何辛苦地抱他進電梯；以及在費勁攙扶著他的同時，是怎麼想辦法以鑰匙開鎖，並且在門一開之後，因為被我爸爸那隻麻痺的腳絆住了，兩個人在門口跌成一團。

我輕輕地關上門。

要是他在幾秒鐘之後，沒有打起呼來，我一定會以為他昏倒了。

他快速地撲倒在床上。

「你好好休息吧。」

喬治一直沒回電話。我又再留了一次話。

爸爸的雙眼瞪得大大的。

「好啦，爸，你會順利出發的，不過，要是可吉曼覺得我們冒的風險太大的話，我們再叫救護車，你再過來。」

他使勁地搖頭。

「不！你們去想辦法。別想叫我再『過來』一趟。」

滋……對講機響了。救護車司機到了。

我爸爸吁了一口氣。

「終於來了。」

當他一認出他們來，整張臉瞬間一亮。

「我正等著你們呢！」

他們載過我爸爸好幾次，除了去伯卡醫院回診之外，最近的一次則是在我爸爸身體不適時，送他去科辛醫院。

他挺起身子，整個人就像回復青春一樣。

我幾乎以為他就能站起來，踏出步伐。

芭斯卡兒把爸爸的身分證以及戶籍謄本交給救護車司機。他們在通過國界時一定會需要這些證件，到了那裡，他們會再轉交給接待人員。

他們應該可以輕易地找到那間公寓。我那個細心的妹妹，已經利用電子郵件，將一張詳細的路線圖傳給他們。況且，他們的車上還配備了衛星導航。

他們回程時會開發票給我們。

就這樣了。

「我們把爸爸交給你們了，請好好照顧了……萬一有什麼問題，你們有我們的電話，知道怎麼找到我們，對吧？」

「應該會很順利的。」

我爸爸已經等得不耐煩了。
「好了，走吧？」
這兩個男人準備將他抬起。
「等等！很重要！小曼！我是在他們給我安眠藥之前離開診所的。所以，我要怎麼睡覺呢？」
我有史蒂諾斯安眠藥。
他想要立刻就吃。我給了他一杯水。他吞下藥錠，喝了幾口水之後，將杯子還給我。
他微笑。
「全都安排妥當了。」
他的雙頰恢復了紅潤。臉圓圓的。
每個寶寶都長得像安卓。

*

他們進入電梯。
我們跟在他們後頭，走路下樓。
我從衣櫥裡拿了一條溫暖又柔軟的海藍色搖粒絨圍巾，好替他保暖。

好了。

我們的爸爸已經躺在救護車裡。

「感覺很舒服呢。」

他看起來滿心愉悅。

芭斯卡兒衝進救護車裡親他、抱他。

她走下車。我不敢看她。

輪到我了。

我替他圍上圍巾。海藍色很適合他，他看起來好帥。

「爸爸……」

「好了……好了……再見了……」

我端詳著他小小的嘴巴、鼻子；最後一次認真看著他那雙亮晶晶的眼睛。

我親吻了他。

他輕輕地推開我。

我不想要有人哭喪。

我出了救護車。

我與芭斯卡兒兩人並肩站在人行道上，面對著那道敞開的車門。

其中一名救護車司機走過來，準備關門。

此時，爸爸呼喚我們。
「啊……還有最後一件事情……」
我與妹妹短暫地交換了一個眼神。我們知道，他就要謝謝我們一直陪伴著他，就要跟我們說他很愛我們了。
他會溫柔地說我的女兒這幾個字，會說我親愛的好女兒。
於是我們動作一致地進入救護車，將脖子伸向躺著的他。我們倆，激動得屏住了呼吸。
「總而言之……我想要……」
他搜尋著適當的詞彙。我閉上眼睛，等待著。
「……我想要你們設法知道，是誰對我搞鬼。」
「好的，爸爸。」
我們又出了救護車。
救護車司機拉上門，卡住門把，跟我們握手，接著上了前座。
救護車的白色車屁股逐漸遠去，而後消失在荒涼的街道盡頭。
就這樣了。
我們搭上了電梯。在這個狹小的空間裡，我妹妹緊靠著我，我的手臂貼著她的手臂。我突然有股觸摸她的渴望。我一把將她拉向我，她伸開雙手，抱住了我的腰。我聞著她的髮絲，很想將頭深深地埋進去。

讓我們就這樣永永遠遠地緊緊擁抱，從此一無所懼。

當電梯在樓梯平台停住之時，我聽見屋裡傳來手機來電鈴響。一定是喬治。待電梯金屬門一左一右打開，我立刻衝進屋內接聽。

是他沒錯。我快速地將警察詢問，以及夜間檢察官通電話的經過，全部都說給他聽——除了「順從您們的心聲」這回事。

我又說，我爸爸才剛離開。

喬治嘆了一口氣。

「您們準備明天什麼時候出發？」

「我會一個人去。瑞士女士要我下午三點到那裡去辦理與警方相關的手續等等。」

「不行。照晚上所發生的事情看來，在她通知你之前，你千萬別離開巴黎。當那邊一切都已經處理妥當，你再過去。明白嗎？」

我把他交代的事情複述給芭斯卡兒聽。

她的肚子咕嚕作響。

「你有沒有什麼東西可以吃？」

我打開冰箱：香腸、乳酪、奶油。

長棍麵包已經有些不新鮮了，烤過再吃吧。

要酒嗎？

當然。

我們倆，就這麼獨自在深夜裡，面對著我們的點心，於烤麵包的溫熱香氣之中舉杯對飲。

「敬我們。」

芭斯卡兒回家去了。

塞吉依然呼呼大睡。

我沒上床。有什麼用呢？就算我從來就沒這麼累過，我還是毫無睡意。

我不吃Lexomil。我不需要，因為我並不焦慮，只是腦袋一片空白。

我在客廳的沙發上躺著。我不想看書，也不想看電視，什麼都不想。

我起身。

如果出門去呢？我看著窗外。雨依然下個不停。

我走進書房，取消了火車票。我寄了一封電子郵件給卡婷娜・克萊，通知她明早不會一起去伯恩了。我明天下午再自己去。

不過，我還是保留貝爾維尤宮酒店的訂房。
我進入Google地圖的頁面。
起點：目前所在位置。
終點：瑞士伯恩。
來看看路徑圖吧。
他們已經出發了三小時。如果他們的車速不快的話，此時，應該已經開在A6線公路上，接近埃吉利省了。
我定定地看著那條藍色的粗線，彷彿就要看見那個由救護車縮成的迷你白點，朝向螢幕右方前行。
我的眼睛逐漸閉上。睡意已然來襲。
操作中斷。
我躺回客廳沙發。

我睡了三個小時。

我啟動咖啡機，重新面對著那張路徑圖。
他們一定過了瑞士邊界。

沒多久，救護車就會沿著紐沙特湖前進。根據Google地圖標示，整趟路途需要五十幾公升的燃料。他們一定在法國加了油。

他們在加油站時，會打開救護車那扇後開的車門，我爸爸那時會醒過來。他會呼吸到清晨新鮮的空氣。

說不定還看見了日出。

我想泡個熱水澡。

塞吉還沒醒。他在半夜時脫了衣服。我輕手輕腳地穿過房間。

我洗了頭髮，在全身上下抹了肥皂，把昨天的冷汗、骯髒的雨點全都洗去。

我全身都已經乾乾淨淨了。

那爸爸呢？

我出了浴缸。

由於是倉促出發，因此我們沒有和救護車司機說到這方面的事。

他會需要換尿布嗎？

我突然很想哭。

希望爸爸不會死在他的屎尿當中。

*

咖啡的氣味突然使我感覺噁心。

我回到了書房。

我得通知瑞士女士我不會像事先說好的那樣，於下午三點時到達。

我撥了她的手機，並且在一段我完全聽不懂的德文語音說明結束之後留言。接著，我同樣也在協會的答錄機裡留言。

想必她會很快地回我電話。

我傳簡訊給芭斯卡兒。還好嗎？

她立刻回傳：我想睡。感覺身體沉重，像是被挖空一樣，還覺得餓，喉嚨痛。

除此之外，一切都還好。你呢？

一樣，除了不餓、喉嚨不痛之外。

吃點東西吧。

沒辦法。沒胃口。

我想一切會很順利的，補充一點氣力吧。

塞吉起床了。他的臉色依然蒼白。

我一點都不想跟他談昨夜所發生的一切。
我什麼都不談。
他替我在一片烤土司上抹了奶油，我吃了幾口。

我一個人待在屋子裡。
要是我信任Google地圖的話，那麼，他們差不多就快到了。
此刻是早上八點半。
他們要怎麼打發剩下的三個小時呢？
我的手機來電鈴聲讓我嚇了一跳。
是芭斯卡兒打來的。
救護車司機剛打過電話給她。
當他們一到達目的地，就先和我們爸爸吃早餐。
他們一起聊天說笑，以至於我爸爸心情大好，便把此行的目的告訴了他們。
救護車司機原先並不知情，否則絕不會答應開車送他去的。
因為他們是穆斯林。
自殺有違伊斯蘭教教義。他們不能成為自殺罪行的共犯。
他們決定要送我爸爸回巴黎。

我打斷她。

「你在開玩笑嗎？」

「我沒有！」

「這太誇張了。」

「不，這並不誇張。我於是告訴他們，這是爸爸自己的決定，所以得由他自己去說服他們，不是我們。我要他們自己跟爸爸解決去。」

「他們會怎麼做呢？」

「完全不知道。如果你要他們的手機號碼，我現在就給你。我呢，我不想要再插手管這件事了，要是你可以的話，就由你來吧。」

我抄下號碼。

晚一點之後，我再打給他們。

丹尼爾、瑪麗詠、米榭琳、亨利，以及我爸爸其他的朋友，紛紛打電話給我。所有人在得知昨夜所發生的事情之後，都感到相當震驚。

時間是上午十點。

我打電話給救護車司機。語音信箱。

瑞士女士的手機。語音信箱。

十點半了。還是一樣。

十一點。一樣。

我不斷地來回踱步，在沙發上坐下，站起來，又坐下。每隔兩分鐘，我便檢查自己的手機是否收訊正常、電力是否飽滿、鈴聲是否設定開啟。

每一次，手機的螢幕畫面都會躍入我的眼底。那是塞吉在某個明亮的午後於客廳所拍下的獨照。

從今而後，這張照片將會喚起我所有關於這個灰暗早晨的回憶。因此，當一切結束之後，我就會刪掉這張照片。

十一點半。到底發生了什麼事？

我爸爸已經到達那間公寓了嗎？還是正在回巴黎的路上？

要怎樣才能知道呢？

*

手機響了，我整個人跳了起來。
我認出來，那是G．M的聲音。
沒有。沒有任何消息。
我簡短地向他敘述那個可怕的昨夜。
他含糊說了些話，似乎說他猜可能是誰打電話到派出所，接著他就把電話掛斷了。
說不定就是他向警方舉發我們吧。
我想起那個平頭警察說：「你們應該不難猜得出來。」
幾個月前，芭斯卡兒亦是在同一間派出所針對G．M進行備案。
肯定是他沒錯。
我說給芭斯卡兒聽。她也有同感。
兩到三通的電話，加上一些印證比對，我們可以說是百分之百的確定了。
舉發我們的人，就是G．M。
他這麼做，是為了報仇嗎？是怨恨我們不讓他接近我爸爸？還是因為太愛我爸爸，想要阻止他離世？

不管如何，這種行為實在是太卑鄙下流了。

中午了。聯絡不到任何人。

我盤腿坐在沙發上，雙腿發麻，可是我依然維持著這個姿勢不動。我看著譯碼器表面的紅色報時數字，望著時間一分一秒地流逝。偶爾，我會從黑色的電視螢幕正上方，看見自己凝坐不動的身影。

下午一點。我舒展了自己的雙腿，感覺到膝蓋和腳踝部位發疼。屋子裡空間寬敞，我可以隨身帶著手機走動，可是沒有，我還是坐在沙發上。

我感覺自己似乎無處可去。

我睡著了嗎？已經是下午兩點半了。

《德瑞克》[20]一定才剛播完，我爸爸在診所的時候從來就不會錯過任何一集。

此刻，我的腦海裡迴響起由我爸爸以口哨吹出的《德瑞克》主題曲。

*

⑳ *Derrick*，德國電視影集，描述總督察德瑞克與助手聯合偵破凶殺案的故事。

我的手機響了。螢幕無法顯示完全那一長串的電話號碼。

是瑞士女士。

「貝爾南女士嗎？」

是的。

「一切都很順利。」

我一個起身，頭開始發暈。

「您父親心情很好地喝下第一杯藥水，接著喝第二杯的時候，他覺得很苦，說自己比較喜歡香檳。我們開始播放音樂，是貝多芬的四重奏，他就慢慢睡著了……我收到您的留言了。您不必費心前來，因為警方和葬儀社的人都已經來過了，手續也都辦好了。一切都很順利。」

「他走的時候，您在他身旁陪著他嗎？」

「是的。我握著他的手，他的左手。」

我感覺到臉頰上有淚水滑落。

於是，我掛斷了電話。

我打了電話給芭斯卡兒。

我的妹妹。

【附錄】

榮獲「二〇一四《ELLE》女性讀者大獎」訪談

當她妹妹打電話通知她父親中風的消息時，她還不知道這個向來和她們保持適當距離的父親，竟然準備讓她們面對一場後果嚴重的重大事件。他要他的長女助他求死。一場由疑惑、回憶、挫折、恐懼等等情感，所打造而成的漫長歷程，從此開展……艾曼紐．貝爾南的敘述，在動人心弦之餘，也時時散發出風趣、活潑、勇敢的調性，因而獲得了廣大讀者的喜愛。

Elle：請問您何時決定撰寫本書？

艾曼紐．貝爾南（以下簡稱艾）：在我父親過世後不久，我便做了這個決定。如同我在書裡所說，他赴瑞士——在當地，自殺為合法行為——求死。我和我妹妹當時沒辦法陪在他身旁，於是，我需要將這些時刻歸為自己真實經歷的時刻。

Elle：您曾經在小說或自傳體裁之間猶豫過嗎？

艾：沒有，就連以前，我也從未有過以第一人稱寫作。而且，我想要寫出來的作品，不是種種印象的集合，而是一種實際琢磨的工作。一開始，我想像中的作品，是某種不帶任何評論與立場的報告，然而，那樣的作品並沒有血肉，讓自己在寫作時總覺得無聊……於是，我找到一種更具活力的形式，彷彿那是一本以自己為主角的小說；彷彿我編造出了所有的故事——除了書裡的內容全為真實之外。

Elle：您在撰寫本書之時，是否已心存要冒著司法風險的準備？

艾：對我爸爸來說，知道自己能夠擁有選擇死亡的可能性，是一件很棒很棒的事情，以至於我甘冒寫出這整個過程之後的可能風險——就算本書並非宣揚自願死亡的書籍。而我也由衷地想要真實敘述，不想放大現實。我的朋友都很驚訝。他們說：「一個做爸爸的，怎麼會要求自己的女兒那麼做？」該說，他並不是那種充滿父愛的爸爸，而我也沒有理由隱瞞這一點。因為所承受的這一切，使我不得不暴露出自己內心所有的情緒與想法。在這同時，我也不想故意略去他是同志這項事實不提，畢竟他本人完全接受自己的性向，否則，那將會是對他的背叛，以及某種形式的否認。我和我妹妹都覺得，我們只是做了應當做的事。在這篇無論是文學層面或心理層面皆屬艱難的故事停筆之時，我如釋重負，但也感覺到悲傷，彷彿自己這一次真的得哀悼他的逝去了。

Elle：相較於您其他的作品，這次讀者的反應，應該是截然不同吧？

艾：我發現有許多人曾經面臨到相同的處境。然而，我所敘述的故事，基本上並非是個不幸的故事，而且這本書，不僅關於死亡，也關於生命。我們與父親的最後一項共同計畫，是自由的行為。因為，令人驚訝的是，他真的把這種行為視為一項計畫。

Elle：您開始進行新的寫作計畫了嗎？

艾：在寫作與宣傳之間，我發現自己談我爸爸幾乎已經談了五年。我知道他會因此而感到開心，不過，該是將重心轉往他處的時候了。《ELLE》頒給我的這份女性讀者大賞來得真是時候，我相信這份大賞可以讓我揮別這段過往，繼續走下去。

國家圖書館預行編目資料

天堂計劃——陪父親走向安樂死的一段路／艾曼紐．貝爾南（Emmanuèle Bernheim）著. 黃琪雯譯. --初版. --臺北市：寶瓶文化, 2015. 1
面； 公分. --(Restart；001)
ISBN 978-986-5896-97-3（平裝）
1. 安寧照護 2. 安樂死 3. 通俗作品

419.825 103026045

Restart 001

天堂計劃——陪父親走向安樂死的一段路

作者／艾曼紐．貝爾南（Emmanuèle Bernheim） 譯者／黃琪雯
外文主編／簡伊玲

發行人／張寶琴
社長兼總編輯／朱亞君
主編／簡伊玲．張純玲
編輯／賴逸娟．丁慧瑋
美術主編／林慧雯
校對／賴逸娟．陳佩伶．劉素芬
企劃副理／蘇靜玲
業務經理／李婉婷
財務主任／歐素琪 業務專員／林裕翔
出版者／寶瓶文化事業股份有限公司
地址／台北市110信義區基隆路一段180號8樓
電話／(02)27494988 傳真／(02)27495072
郵政劃撥／19446403 寶瓶文化事業股份有限公司
印刷廠／世和印製企業有限公司
總經銷／大和書報圖書股份有限公司 電話／(02)89902588
地址／新北市五股工業區五工五路2號 傳真／(02)22997900
E-mail／aquarius@udngroup.com

法律顧問／理律法律事務所陳長文律師、蔣大中律師
如有破損或裝訂錯誤，請寄回本公司更換
著作完成日期／二〇一三年
初版一刷日期／二〇一五年一月
初版二刷日期／二〇一五年一月八日
ISBN／978-986-5896-97-3
定價／三〇〇元

AQUARIUS 寶瓶 文化事業

愛書人卡

感謝您熱心的為我們填寫，
對您的意見，我們會認真的加以參考，
希望寶瓶文化推出的每一本書，都能得到您的肯定與永遠的支持。

系列：Restart 001　**書名：天堂計劃**——陪父親走向安樂死的一段路

1. 姓名：____________　性別：□男　□女

2. 生日：____年____月____日

3. 教育程度：□大學以上　□大學　□專科　□高中、高職　□高中職以下

4. 職業：____________

5. 聯絡地址：________________________________

   聯絡電話：____________　手機：____________

6. E-mail信箱：______________________

   □同意　□不同意　免費獲得寶瓶文化叢書訊息

7. 購買日期：____ 年 ____ 月 ____日

8. 您得知本書的管道：□報紙／雜誌　□電視／電台　□親友介紹　□逛書店　□網路　□傳單／海報　□廣告　□其他

9. 您在哪裡買到本書：□書店，店名________　□劃撥　□現場活動　□贈書　□網路購書，網站名稱：________　□其他________

10. 對本書的建議：（請填代號　1. 滿意　2. 尚可　3. 再改進，請提供意見）

    內容：____________

    封面：____________

    編排：____________

    其他：____________

    綜合意見：________________________________

11. 希望我們未來出版哪一類的書籍：______________________

讓文字與書寫的聲音大鳴大放

寶瓶文化事業股份有限公司

（請沿此虛線剪下）

廣 告 回 函
北區郵政管理局登記
證北台字15345號
免貼郵票

寶瓶文化事業股份有限公司　收

110台北市信義區基隆路一段180號8樓

8F,180 KEELUNG RD.,SEC.1,

TAIPEI.(110)TAIWAN R.O.C.

（請沿虛線對折後寄回，謝謝）